不完全人体手册

as科学艺术研究中心 著

身体与器官：演化印记

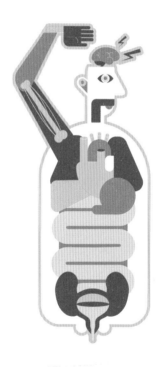

U0221464

iFORCE 原力　　ＣＳＫ 湖南科学技术出版社
· 长沙 ·

图书在版编目（CIP）数据

身体与器官：演化印记 / as科学艺术研究中心著 . —长沙：湖南科学技术出版社，2023.4（不完全人体手册）
ISBN 978–7–5710–1872–6

Ⅰ．①身… Ⅱ．① a… Ⅲ．①人体－普及读物 Ⅳ．① R32–49

中国版本图书馆 CIP 数据核字 (2022) 第 193191 号

SHENTI YU QIGUAN: YANHUA YINJI
身体与器官：演化印记
著　　者：as科学艺术研究中心
出 版 人：潘晓山
策划编辑：孙桂均
责任编辑：王梦娜　李　蓓
营销编辑：周　洋
出版发行：湖南科学技术出版社
社　　址：长沙市芙蓉中路一段 416 号
　　　　　泊富国际金融中心
网　　址：http://www.hnstp.com
湖南科学技术出版社天猫旗舰店网址：
　　　　　http://hnkjcbs.tmall.com
邮购联系：本社直销科 0731–84375808
印　　刷：长沙超峰印刷有限公司
　　　　　（印装质量问题请直接与本厂联系）
厂　　址：宁乡市金洲新区泉州北路 100 号
邮　　编：410600
版　　次：2023 年 4 月第 1 版
印　　次：2023 年 4 月第 1 次印刷
开　　本：787 mm × 1092 mm　1/24
印　　张：5 $\frac{1}{3}$
字　　数：68 千字
书　　号：ISBN 978–7–5710–1872–6
定　　价：68.00 元

身体与器官：演化印记

　　1965 年，俄罗斯裔画家鲁道夫·扎林格
（Rudolph·Zallinger）为美国生命自然图书
馆出版社的《早期人类》一书，绘制了一幅大
型插图《通向智人之路》，占据了 4 页半的篇
幅。这是我们熟悉又陌生的一张著名图片。说
熟悉，是因为很多人都看过那幅展示人类从古
猿一直演化到今天的形象更迭的画面；说陌
生，是因为真正看过完整版本的人并不多。原
图一共有 15 个形象，但网络上流传的版本，
常常会被"断章取义"地只保留其中的若干
个。近年来的演绎版本中，有人又接着在最右
边添加上趴在电脑前或盯着手机看的人形，这
充分地显示了人类演化这一概念在流行文化中
的渗透。

这幅画也受到了一些诟病，演化学家们对它的传达的意义是相当不满意的。由于布局上从左到右一字排开，很容易给人造成一个印象，即演化是线性进行的。但演化其实是不断分岔的树状结构，那些走上了不同演化方向的人类之间不存在直系相承的关系。

　　演化既非线性向前，更不是通过这个过程得到所谓高级的物种，它被定义为生物的可遗传性状在世代间的改变及累积：物竞天择，适者生存。能使物种存活和繁衍的遗传性状会得以延续和普及，反之，有害性状会被淘汰从而罕见。果然，时间是最好的过滤器，岁月是最真实的分辨仪。

　　进入现代社会以来，我们与那个孕育了我们的演化的自然似乎已经渐渐脱钩——工业化的设施、高效的粮食生产、渐趋改善的医疗……使得我们再也不必面对先祖们曾经无力摆脱的寒冷、饥饿和疾病痛苦，婴儿更容易长至成年，人的寿命在不断地延长，而在文明程度越高的国家与地区，生育率的下降也是更快。

　　那么有人可能会因此而提问：演化会由于我们不再生活于自然环境中而趋缓，甚或停滞下来吗？答案显然为否。从更广泛的含义上来说，我们身处的社会也是自然的一部分，或者说是特殊形态的自然，这其中的环境、文化等多种因素依然在促进人类发生性状的选择，人类身上的器官与组织一直在经受着"现代化洗礼"：牙齿、肠胃乃至心脏都要为饮食的变迁做出调整；免疫系统则要对已经改变的卫生医疗条件做出相应的调整；骨骼和毛发也因更加复杂的生存境况而发生调整。

除了那些我们已经意识到其益处的遗传变化，比如出现时间距今不过一万多年的乳糖酶基因，还有一些遗传变化，我们迄今未明其义——最近几十年来，解剖学家发现一种原来只会出现在妊娠期胎儿身上的"正中动脉"，越来越多地出现在了出生以后的人身上。

应该承认的是，不仅对扎林格的那幅画，我们对自以为熟悉、终生相伴的身体也是同样陌生。科学研究一直在发掘我们认识上的不足或误解，不断带来新的观点，更让我们一次次明白了演化究竟会去哪里。

它没有方向，也没有终点。

目录

CONTENTS

1

01

眼球也可以用"创口贴"

角膜是位于眼球最前端的一个透明保护外层，它和俗称"眼白"的巩膜一起，为我们阻挡了绝大部分灰尘、病菌和其他可能造成伤害的污染物。因为存在一种能够阻止血管生成的 VEGFR-3（血管内皮生长因子 3），角膜是人体中少数几种保持自身无血管的组织之一，由此获得的透明性使得光线能穿过它传到视网膜上，然后通过大脑进行解析。一旦它受伤、感染或血管异常生长而变得混浊时，我们就会看不清甚至看不见任何东西。角膜病变和白内障、青光眼、年龄相关的黄斑变性等疾病是人类视力的大敌，全世界约 150 万失明儿童中，与角膜相关的各种病变损伤是致盲的主要因素。

为了战胜这种不幸的视力障碍，科学家多年来一直在努力研究可行疗法。此前，唯一的解决方案是利用来自健康供体的角膜组织替换掉病人身上全部或部分受损的角膜组织，即角膜移植手术。但事实上，能够用于手术的供体实在太少了，比起需要移植的病人根本是杯水车薪。

不过在这个过程中，却有了一些意外收获。2018 年，澳大利亚昆士兰科技大学的一个团队发现，角膜移植遗留下来的供体细胞——边缘间充干质细胞（L–MSC）——能够提供修复眼部创伤所需的生长因子。他们据此开发了一种特殊的柔性巩膜镜片，覆盖在眼球上，就像贴在皮肤伤口上的创可贴一般。它既可被用于如腐蚀性化学品或烫伤所引起的急性眼损伤，也可为患有慢性眼疾如角膜溃疡或表面缺陷的病人提供缓释治疗。

一个好消息是 2021 年初，一家以色列科技公司宣布，他们开发的产品帮助一位双目失明达 10 年之久的 78 岁老人重新恢复了视力，这项由拉宾医学中心实施的手术，成了世界上首例成功的人造角膜移植，这将对该领域今后的发展产生深远影响。

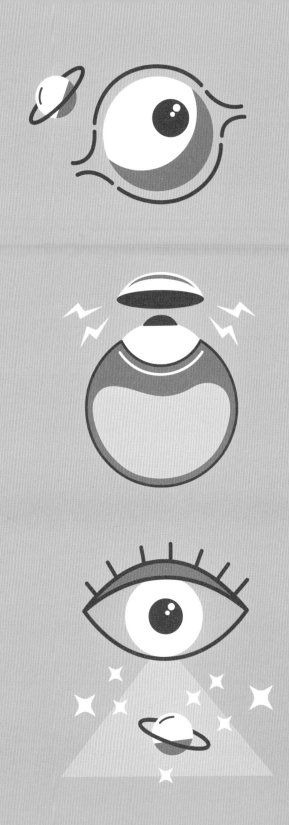

02

说个谎呗，看鼻子到底长不长

在这个医美盛行的年代，隆鼻成了越来越多人提升自己外表的选择。他们会拿着一张某某明星的照片冲到整形机构，对医生说我想要一个这样的鼻子。当然，很有可能明星那又挺又直的鼻子也是整出来的。

整形得到的鼻子常会显得不太自然，其中许多一眼就能看出动了"手脚"。不过，如果你对某个常识有所了解之后，可能对"整鼻子"这件事的容忍度会提高一些——随着年龄增长，每个人的鼻子都会越来越大，想要维系原来的样子还真的只有靠"整"。因为，鼻子上的韧带结构会越来越无法绷紧，软骨组织也会发生弯曲坍塌。

2010 年，米兰大学医学和外科学院的奇亚拉·斯福扎等人，对年龄在 4~73 岁的 519 位男性和 340 位女性的鼻子进行了三维测量，发现无论男女随着时间推移，鼻腔都有越来越宽的趋势，鼻尖的角度也渐趋下降（变圆了）。而总的来说，男性的增幅比女性要大。根据法医科学公司的一项研究，从出生到 20 岁，人的鼻子要增长约一倍，30 岁之后会放缓至不可察觉。但从 50~60 岁这个阶段，男性的鼻腔容积增加了约 30%，而女性则增加了 18%。怪不得随着岁月流逝，有些年轻时仪表堂堂的男明星会变得惨不忍睹，好吧，这完全是大自然的安排，原谅他们了。

匹诺曹的故事告诉我们，人在说谎的时候鼻子会变长。2018 年，格拉纳达大学的研究人员埃米利奥·戈麦斯·米兰博士等人设计了一个迄今为止最为准确的模型，用于检验"匹诺曹效应"：让受试者打电话对父母、伴侣或朋友说谎，同时使用热成像来探测他们在躺着时的鼻子温度，同时还要测量额头温度。

实验发现为了撒谎，人将不得不做出思考，此时额头的温度就会上升 0.6℃ ~1.5℃；但与此同时，由于感到焦虑，鼻子的温度却是下降的，幅度在 0.6℃ ~1.2℃。额头和鼻子这两个面部区域之间的温度差越大，那么当事人说谎的可能性就越大。

同时我们也可以看到，由于温度是下降的，这说明人在说谎时鼻子不会变大，反倒会缩小一些。所以匹诺曹的故事应该只是……吓吓小孩子的。

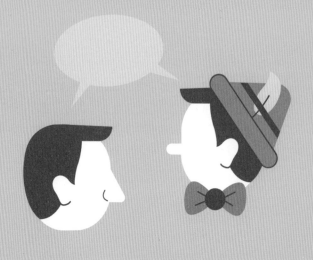

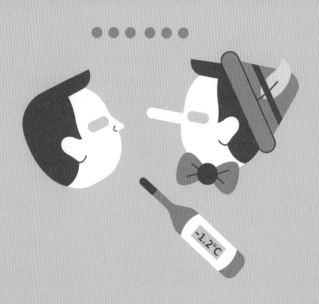

03

路痴，闻对方向没有？

对于动物来说，使用它们的鼻子来找方向是非常自然的一件事，比如觅食的蚂蚁就是最常见的例子。此外，在果蝇、龙虾、鲨鱼等动物身上也发现过类似现象，这被称为气味追踪。研究发现，如果剥夺了鼻孔的气味摄取，其追踪的准确性就会大大下降，甚至比蒙住眼睛的影响还要大。

实际上，动物使用气味的方法完全超出了我们的想象。比萨大学动物与人类行为学系的研究者弗洛里亚诺·帕皮在1970年发现，赛鸽能够在大脑中通过嗅觉来形成一张地图，这是它们飞很长一段距离还能找到回家的路的重要法宝。近些年，这方面的证据越来越多，而且随着全球定位系统的发明和使用，研究者们也得以进一步揭示鸽子用嗅觉来导航的机制：某种意义上，它们能够察觉出空气中的气味分布梯度，将其编码为多坐标方位图。

听起来够神奇吧，好像真不是我们人类能够企及的本事……但，且慢下定论，许多特异功能也许只是人类自己没发觉而已，到底行不行，加州大学伯克利分校心理学系的露西娅·雅各布斯教授决定试试再说。她的团队在2015年发表的一篇论文里，描述了他们是怎么来检验人有没有这个能力的。

实验者把一个大房间分为 7×9 一共 63 个方格，在靠墙的方格中各放一块海绵，然后用三种特定精油（甜桦树油、茴香油、丁香油）中的任意两种滴在其中两块海绵上。接下来，蒙着眼睛、戴着降噪耳机的志愿者会在实验员带领下，来到某个随机的起始位置待一分钟，以采集这个位置的气味信息，然后实验员把志愿者带回（1，1）位置，取下所有的遮蔽物，让他 / 她去寻找刚才的起始位置。结果显示，与不使用气味的对照组相比，能够获得气味刺激的实验组进行重新定向的准确性要显著提高。需要补充说明一下，为了保证志愿者不是靠算步数或凭借方位记忆来作弊，实验员会在他们进入起始位置之前就先把他们弄晕。

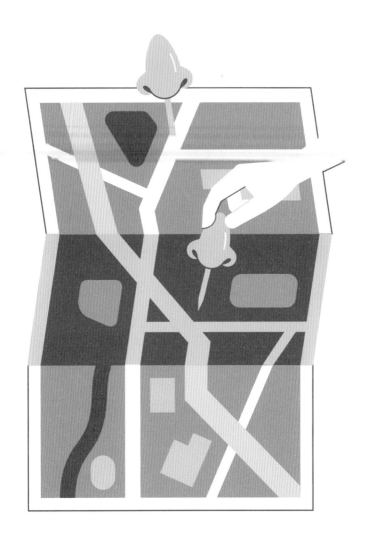

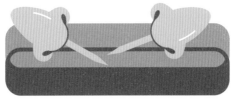

麦吉尔大学的神经学者维罗尼克·鲍伯特等人在 2018 年的一项研究中，通过让志愿者在虚拟城市中做空间任务发现，那些既擅长空间导航又善于识别气味的参与者，往往具有更大的右海马体和较厚的左侧眶额叶皮质。他们指出，嗅觉和导航这两种功能很有可能经历了平行演化，它们之间的协同关系比我们所能理解的要更复杂。

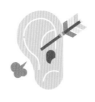

04

你有多紧张？让耳朵告诉你

皮质醇是人体中一种至关重要的激素，当我们承受压力时它的水平会激增，等到放松下来后又会下降。现代人生活和工作的压力，经常会体现在皮质醇水平的持续升高上，如果皮质醇水平在较长一段时间内都很高，就有可能会对免疫系统、血压和其他身体功能产生负面影响。

按说把皮质醇水平列入检测对焦虑症这类的精神疾病的诊断应该很有用，但现实当中却很难实现。这种激素具有很强的昼夜节律，此外容易受到食物摄入、尼古丁、酒精、体育锻炼和系统性压力源等诸多因素的影响，所以血清或唾液中反映出来的激素水平具有很强的即时性，不太具有指导意义。直到 21 世纪初，临床上才找到一种用于测量长期皮质醇水平的物质——头发。不过它依然有很多局限性，如特别容易受到一些其他非压力因素的干扰，以及对有些秃顶人士不怎么友好……

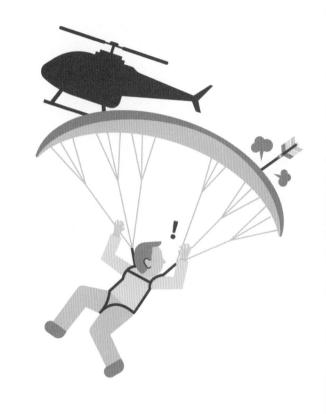
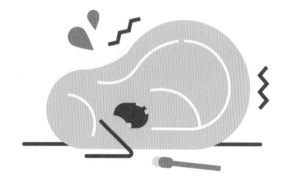

伦敦大学学院认知神经科学研究所的安德烈斯·赫拉内-维夫斯等人提出了一个新的方向，那就是平常总是被我们当作废物的耳垢，它不但能够维持高达数周的皮质醇水平，而且还轻松易得。在一次小型先导实验中，研究人员在两种不同的时间点，分别从 37 位研究对象身上收集了血液、毛发和耳垢样品并进行对比。综合下来，发现耳垢的效果是最好的。该团队甚至开发了一种更安全有效的耳垢拭子，希望将它推广到一些与皮质醇相关疾病的检测上，如艾迪森症、库欣综合征和抑郁症。

　　不过，因为黄种人绝大多数是干耳垢，不像白种人和黑种人以湿耳垢居多，所以这项研究还需要针对亚洲个体再做进一步的拓展。

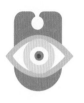

05
以舌头履行眼睛职责

　　大多数脊椎动物都有舌头，它不仅是重要的味觉器官，也对吸吮、咀嚼和吞咽起到不可或缺的辅助作用，并且是发声的主要器官。对人类而言，最特别的一点在于，它使语言成为可能。所以英文中，tongue 这个单词就同时有舌头和语言的双重含义。

　　但你有没有想过，舌头还能帮助我们"看到"世界——说的不是魔法，是来自真实世界的技术。2015 年 6 月，一款叫作"BrainPort V100"的口含电子助视器获得美国 FDA 的批准，可以通过舌头帮助盲人"看"到世界。通过位于舌头上像"白色棒棒糖"一样的电极阵列，这种设备能够将摄像头捕捉到的周围图像信息转化为脉冲传送到大脑，然后被解读为视觉信号定向到视觉皮质，又或者作为位置信息定向到平衡中枢。

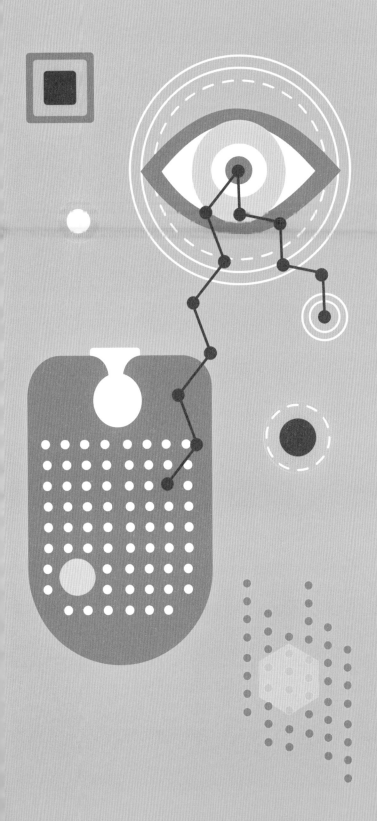

据使用者的描述，电脉冲会在舌头上造成一点点刺痛，那些亮的像素给大脑的感觉，便如同"用小气泡画的画"。

开发出了这种舌头助视技术的科学家名叫保罗·巴赫-伊-利塔，已于2006年逝世。他是神经可塑性领域最坚定的实践者之一，也是第一个引入感觉替代作为神经系统疾病治疗工具的人。在20世纪60年代，他曾和他的哥哥，精神病学家乔治·巴赫-伊-利塔一起，成功地治好了患中风的父亲，被同行们视为一个不可能的奇迹。

在介绍自己的理论时，保罗常用的一句话："你不是在用眼睛看周围的世界，而是用整个大脑。"他去世后，继承者依然在推行BrainPort助视器，除了用它来帮助具有视力缺陷的人之外，还在积极拓展它在军事导航和机器人手术方面的应用。

06
口水什么都敢测

新型冠状病毒感染的肆虐，给我们普及了不少公共卫生知识，大家对从口腔或者鼻腔里取一点什么去做检测这种事都已经无比熟悉。如果你是一个在各大城市之间流动比较多的人，估计自己也没少去参加这种检测。

方便易得，立等可取——认真说起来，口水可真是一种非常好的检测路径。在医学上，测口水正式的叫法为唾液检测，是冉冉升起的诊断技术界新星。人类注意到口水的妙用可以回溯至更早，1836年詹姆斯·约翰逊编辑的《医学-外科评论》第24卷中就有一篇文章提到，疾病会明显改变病人唾液的化学性质，比如患有严重支气管炎的病人的唾液会明显呈酸性，而一名死于严重肺炎的病人，其唾液酸性十分明显，可以使石蕊变红。这些早期的观察都为唾液检测的发展开创了先河。

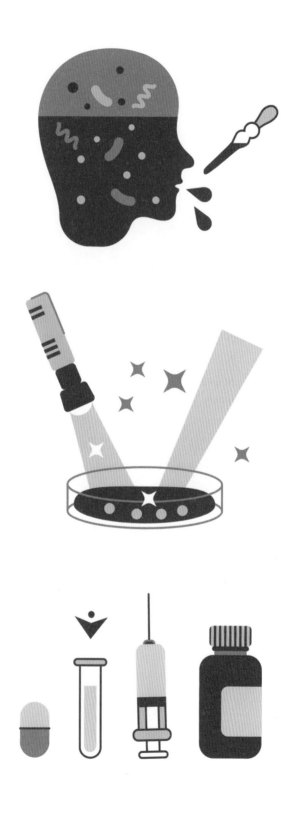

在你醒着的时候，吞下的每一口口水，其实都含有丰富的激素、遗传物质、酶和抗体等生物标志物，以及一些与体内外环境有关的无机物，因此对它进行分析可以确定内分泌、免疫系统、感染和其他多种类型的疾病。

近年来，唾液检测的新进展非常之多，随便数数就有一大把：2016 年，英国拉夫堡大学开发出用液相色谱-质谱法分析唾液来诊断哮喘；2018 年，俄罗斯圣彼得堡理工大学的研究人员使用激光照射唾液样本，记录其中的分散光，可以诊断出过敏、一型糖尿病和多发性硬化症等多种自身免疫系统疾病；同样在 2018 年，加拿大艾伯塔大学的科学家鉴定出三种唾液样本中的生物标志物，用于诊断轻度认知障碍和阿尔茨海默症；2020 年，昆士兰科技大学的生物医学科学家通过追踪唾液中的 HPV 病毒相关物质，可以在无症状、无临床迹象的人中检测出早期咽喉癌；甚至，2020 年欧洲心脏病学会的年会上，以色列比尔谢瓦索罗卡大学医学中心报告中说，唾液测试可以用来快速追踪心脏病发作，只需要 10 分钟，比标准血液测试所需的 1 小时在效率上提高了一大截。

不仅仅检测方法突飞猛进，就连分泌口水的唾液腺也给我们带来了一份惊喜。在2020年，荷兰癌症研究所的医生将放射性示踪剂注入病人体内追踪前列腺癌细胞时意外发现，鼻咽后部深处其实有一对以前从来没有发现过的唾液腺。这打破了3个世纪以来的解剖学常识之一，即人身上只有腮腺、下颌下腺和舌下腺这三大主要唾液腺。

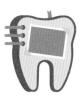

07

你一生的故事，牙都记得

树有年轮，贝壳有生长纹，凭借这些纹路就可以粗略推断本体的年龄。但你有没有想过，其实自己身上也有这么一个器官，它记录着你生命中的重要时刻，就像一个档案袋一样，装满了各种历史事件。

在过去，很多智人生命史演变的知识都来自对牙齿残骸的研究，因为它们由增量组织形成，可以忠实地保存发育方式和速率的信息，这个研究方向称为牙年代学。此外，骨骼年代学也是重要的研究工具。将两者结合，考古学家可以得出古人的出生年代、断奶年龄、营养状况、疾病、气候和生活方式的变化等重要参数。

牙釉质和牙本质在人类学文献中受到很多的关注，但它们的主要分泌物在牙齿形成完成后就停止了。因此，尽管对于推断断奶和妊娠时的年龄很有用，但不足以用来调查诸如分娩和生育能力停止以后的生活史。来自美国纽约大学人类学和牙科学院的合作团队开发了一种新的方法：转向牙骨质的分析。牙骨质是唯一在个体一生中沉积但不经过重塑的逐渐增长的矿化组织。

　　他们共测试了 47 颗人类牙齿，这些牙齿来自年纪在 25 岁至 69 岁的受试者，他们有已知病史和生活方式等详细的数据信息（比如年龄、生活环境）。接下来，研究人员利用一系列成像技术，对牙骨质进行图像识别，把每一种印记联系到不同年龄阶段发生的重大事件。结果发现果然牙骨质忠实地精确记录着我们人生重大时间节点发生的种种事件。包括从怀孕、疾病到更年期压力等个人生理经验，甚至受到过的监禁，都会留下独特的永久标记。

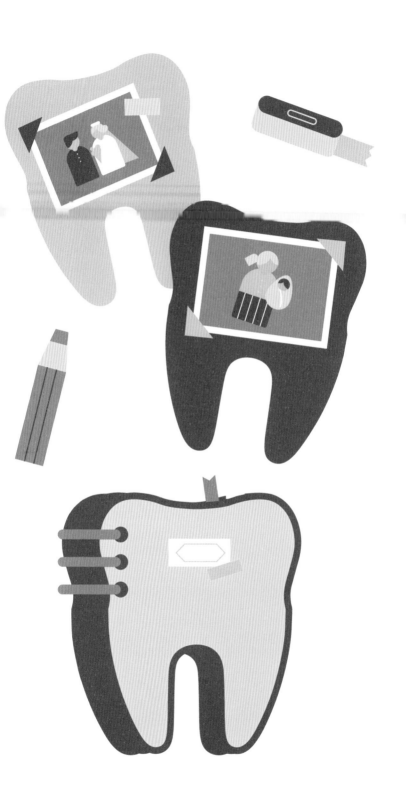

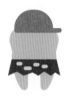

08
生错年代的智齿

　　有必要特别说一说智齿，因为它们是很多人的噩梦来源。一般人会在 18~26 岁开始萌出这种也被称作第三磨牙的牙齿，同时伴随着疼痛和肿胀。那些无法正确萌出的阻生智齿，不但自己不好好长，还会把其他牙齿推离出正确的位置，最终导致神经受损，甚至引起严重的口腔感染。

　　在抗生素发明前，这种状况可能会危及生命，也因此导致了曾经的一个假说，认为现在的人之所以不怎么长智齿，是因为早期爱长智齿的那些人都因为感染而去世了，后来因为医疗的出现才使得更多长智齿的人活了下来。但近些年的考古证据告诉我们，不是这么回事。

其实，我们的祖先在几百万年的漫长岁月里并没在智齿上遇到什么问题。迄今发现的最早具有阻生智齿特征的化石记载，是一具13000~15000年前的骨骼，属于1911年在法国出土的"玛格达琳女孩"。换言之，在那之前的化石都不存在智齿长不出来的情况，因为早期饮食在咀嚼上需要极大的咬合强度，刺激到颌骨的生长，从而为智齿的爆发创造更多的空间。阻生智齿的出现则说明，人类的饮食可能已经发生了变化，更加柔软精细的食物不需要强有力的咀嚼，颌骨更小了，无法提供足够的空间供智齿萌出。

这就是著名的"咀嚼功能假说"。1977年，密歇根大学人类成长与发展中心和科罗拉多大学人类发育学系的学者们在一篇开创性的论文中提出该假说。他们通过研究努比亚人自公元前12000年以来的颅面变化，认为是农业的出现导致了人类的颌骨收缩。自那以后，一系列研究者针对全球不同地理位置的狩猎采集者和农耕者开展了比较研究，支持了他们的假说。

2011年，英国坎特伯雷市肯特大学人类学与保护学院人类学系的学者诺琳·冯·克拉蒙 – 陶巴德尔，对来自博物馆头骨化石中的6个农耕群体和5个狩猎采集群体进行计量分析，同样地支持了这一观点。

除了阻生智齿，饮食的改变还带来了牙齿咬合不正以及龋齿：当我们咀嚼时，施加在牙齿、牙龈和颌骨上的力量会激活牙床内的骨细胞，使得牙齿发育到正确的位置上，如果咀嚼得太少，力度又不够，牙齿就很可能对不齐；随着小麦，大米和玉米等碳水化合物含量高的粮食进入饮食，产酸细菌也更容易地在我们的牙齿上生长起来。这些都可以认为是演化失配带来的麻烦，因为基因的变化赶不上环境的变化。

　　时光不能倒流，如今我们不可能为了强壮颌骨而去茹毛饮血，但适当多嚼些无糖口香糖也是不无裨益的。

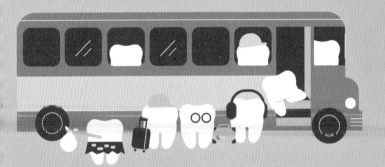

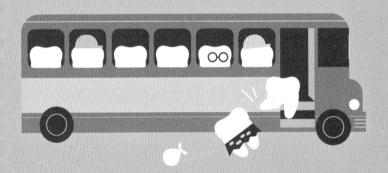

09

牙齿啊牙齿，今天中午吃什么？

俗话说，病从口入。很多人之所以会出现各种各样的健康问题，都是因为饮食管理不善。比如，摄入过多的糖会增加二型糖尿病患病风险，而摄入过量的盐对高血压患者来说尤其危险。

但如果在吃每顿饭前都要掏出手机来算一下热量，查询其中的成分适不适合自己，也未免把人生搞得太无趣了。有没有一种办法，可以轻松获知这些信息呢？美国塔夫茨大学工程学院的研究者们还真的想出了一个妙招——一种附着在牙齿上的微型传感器。

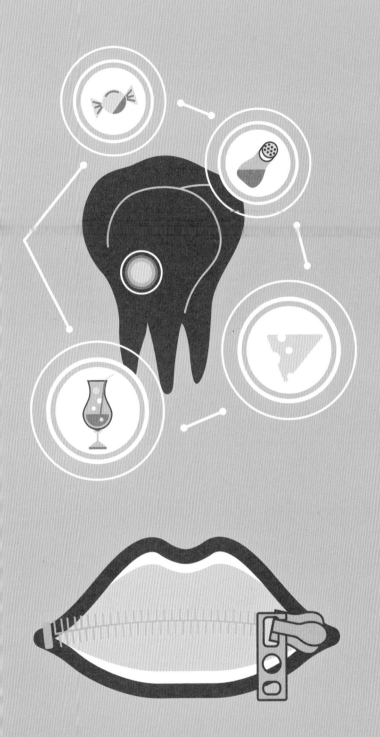

微型传感器的尺寸仅为 2mm × 2mm，所以可以直接贴合在某颗牙齿上。结构也并不复杂，就是把对葡萄糖、盐和酒精敏感的生物响应性材料夹在了两层黄金之间，形成一个小型天线。当这些物质改变了材料的电性能时，会使它发出不同频谱的射频波，然后数据会被传送到相应的移动设备如手机或平板电脑上，解析为可理解的信号，提醒进食者注意食物中可能存在的问题。

这项技术是对此前类似设备的极大改进。日本学者 2015 年在国际传感技术会议上报告了一种无创监测唾液中葡萄糖的传感器。同年，来自美国和巴西的学者则在《生物传感器和生物电子学》期刊上发表了一种检测唾液中尿酸的传感器。但这两种传感器都类似于牙套，在使用上非常不方便，也不够舒适。而这个小小的贴片式新发明，无疑在舒适感上秒杀了前者。

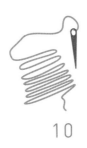

10

不小心把头弄断了

2018 年 1 月，22 岁的美国印第安纳州男子布洛克·迈斯特遇上了一场车祸，他的车撞到冰块失去控制，然后他的头卡进了车窗里。遭此大难，幸运的是布洛克活了下来；不幸的是，他经受了"内部斩首"的重创。

说"斩首"可能有点不太准确。真实情况是，连接头颅骨和身体第一节脊椎的韧带断裂，导致这位可怜的人：头和身体几乎全部分离。对他实施抢救的医院在对外公告中提到，医生很少会在病人身上看到这种伤害，部分原因是大多数受到这种损伤的患者往往头部移动会超过应有的幅度，从而导致控制呼吸的重要部位下脑干受损，70% 会立即死亡，其余基本上会在去往医院的路上死亡。还好布洛克当时是被一位朋友抱下来的，且医护人员到达现场后，谨慎地稳住了他后再移到担架上，全程没有让头多动一下。

几个月后布洛克慢慢恢复了过来。车祸虽然使他几乎"身首异处"，但大脑中最关键的区域则相对无恙。

这种奇怪的体内断头病例，专业名称是寰枕关节脱位，首次记载见于 1908 年的《外科学年鉴》期刊，是一位叫作 N.J. 布莱克伍德的医生记录的。一位 19 岁的年轻海员，在做体操动作的时候头部直接砸在甲板上，他痛苦地捱了 34 小时才死去，期间医生和护士一直在给他做人工呼吸。

寰枕关节脱位被认为是机动车事故死亡中最常见的颈椎损伤，致死率极高。它更有可能发生在儿童和年轻人身上，而发生在儿童身上的可能性是成年人的 3 倍，因为他们韧带结构相对更松，而头部按比例而言也更大、有效支点更高。在过去 30 年里，专业应急系统的出现和急诊医学的快速发展，才使得更多像布洛克那样的伤者能够幸存下来。

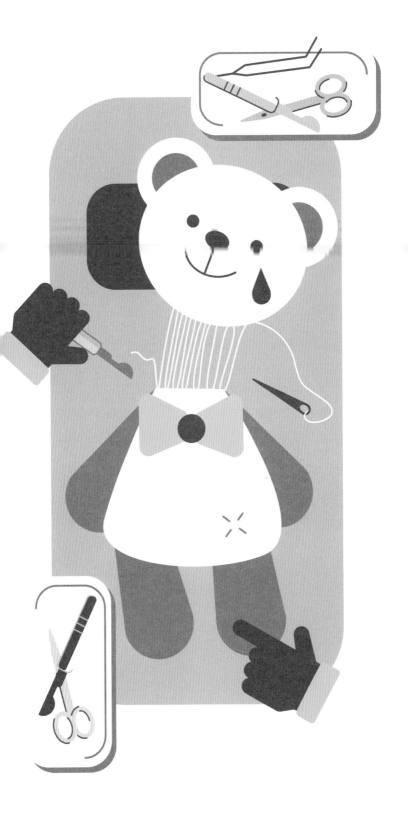

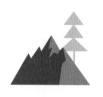

11

压力是骨骼成长的必需品

　　大约 100 年前，在太平洋的天宁岛上发现了一批骨骼，其中一个雄性被考古学家亲切地称为陶陶·塔加。在这个岛上的传说中，有一位叫做塔加的族长，以超人的力量著称，陶陶·塔加的意思就是塔加的人。对陶陶·塔加及其同伴们的考古鉴定一直到 20 世纪 80~90 年代才启动，结果让人大吃一惊。

　　这些遗骸的生存年代可追溯至 16 世纪或 17 世纪，他们的身材异常高大，平均为 173.1 cm，这是个什么概念呢？比比看就知道了——在 18 世纪中叶，欧洲男性士兵的平均身高为 164.6~167.4 cm，差得不是一点半点。陶陶·塔加身高据估计在（176.6 ± 1.57）cm，此外他的股骨干健壮度大大超过尼安德特人、两组旧石器时代晚期的欧洲人和上更新世时期冲绳人。

想想现在太平洋群岛上那些相对比较矮小的原住民，是不是还挺奇怪？可以说，天宁岛上曾经居住过地球上最强壮的人，这些人不同寻常的力量从何而来呢？答案藏在他们的居住环境中。

在岛上的同时代建筑遗址中，有大量石砌房屋，这些房屋单面最高的柱子大概达到了5m，约13t重。所以考古学家猜测，当时的人们应该会进行大量的石材加工并用大块石头建造，这些人通过艰苦劳动所带来的压力塑造了强大的体魄。另外，生活在群岛之中，可能也需要长时间不停地穿越海洋，随之而来生理上的挑战也会促进发达的大型身体。

实际上，人的骨骼中充满血管，在人的一生中会保持生长，并根据实际需要适时做出调整，有着不断修复和重塑的本领。基因、营养、激素等因素会对骨骼生长有重要影响，除此之外，骨骼还必须在生长过程中经受某些机械应力的磨炼。生长中的骨骼如果不经受足够压力，就会始终脆弱易折；相反，如果在发育期受到足够多的负荷，则将更强壮有力。

而在历史长河中，随着人类艰难地度过不同的时代，骨骼也处于不断被分解和重建的过程。对于现代人，一个很大的危机就是日常工作和生活中承受的压力太小了，行走和奔跑的时长也在下降。

　　为了确切了解儿童骨骼随时间变化的情况，德国波茨坦大学的人类学家克里斯蒂安纳·舍夫勒对1999—2009年当地6~12岁儿童的"框架指数"进行了统计，将他们的身高与肘部宽度进行比较，她发现孩子们的骨骼变得越来越脆弱。短短10年内人的DNA是不可能发生如此大的变化的，而营养显然也不会是主要问题，那么唯一可能的答案就是孩子们不断萎缩的骨骼看起来像是对现代生活的直接适应，因为长出更坚韧的骨头也似乎并没有太多用武之地。

　　在她的另一项调查之中还发现，儿童骨骼的坚固程度与他们走路的次数之间存在密切联系。这一点提醒我们，若希望下一代长得强壮，还需在适当的时候，放弃那些代步工具。

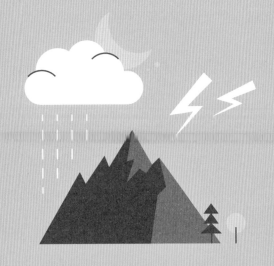

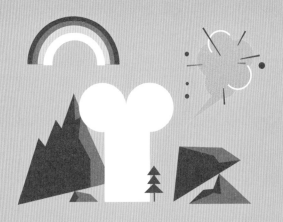

12

不要轻易判定骨骼的性别

　　密歇根大学的科学家弗雷德·蒂梅和威廉姆·舒尔在 1957 年发表的《骨骼的性别鉴定》一文中，曾言之凿凿地写道：与大多数表型特征不同的是，性别不是连续变化的，而是明显的双峰分布……作为人类表型的一部分，骨骼多大程度上可以用来判定性别？这在体质人类学（physical anthropology，人类学的一个分支，关注人类的起源、演化和多样性。）研究中是有重要意义的。

　　他们总结出了三点，可以用作性别判定的主要方向：首先是基于繁殖功能，主要表现在骨盆上；其次是受遗传影响的总骨量和比例的对比；最后是由于身体肌肉组织的差异表现在骨骼上的附着标记。

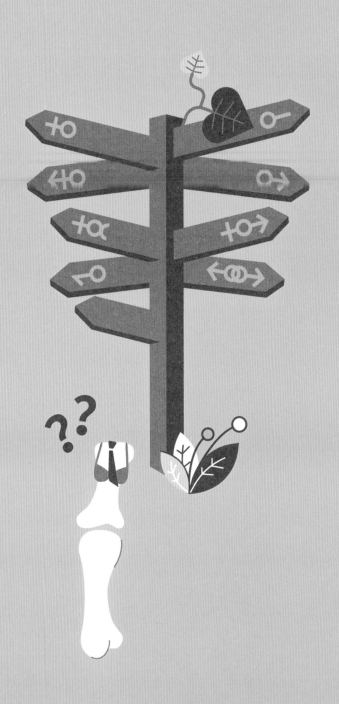

1972 年，现任美国宾夕法尼亚州立大学人类学和遗传学荣誉教授肯尼思·韦斯发现了一个奇怪现象，在考古遗址中报告的男性骨骼数量比女性骨骼多 12%，直觉和专业都告诉她这是不对的，因为从概率上讲，男女比例应该相当。产生这种偏见的原因是许多可疑标本直接被认定为男性，比如一个特别高大、臀部狭窄的女人的骨骼。

她的这篇质疑文章产生了深刻的影响，到了 20 世纪 90 年代，考古发现的男女骨骼的比例已经平衡。不过更有意思的一个变化是有相当多的人被归于"不确定"。

这其实和现代人在性别认知上的进步是一致的，无论生殖器、染色体、激素都不足以把人简单地分成非男即女，现在我们更倾向于认为性别是一个谱带，骨骼也会出现更丰富的特征。在这个前提下，法医人类学者应该与内分泌学者合作，在有人开始服用合成激素时就一路追踪人骨盆的变化，测量合成激素对骨骼的长期影响将有助于了解变性者和双性恋者的生物学特征。

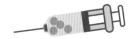

13

吸出来的脂肪可以变成骨骼吗?

脂肪经常被爱美的现代人视为"敌人"。在一个充满身材焦虑的社会中,许多人用尽各种办法想要去除自己身上的脂肪,觉得瘦成"0号模特"一样才是目标。然而,你可能不知道,你自己嫌弃的那些脂肪细胞在科学家眼中是怎样的宝贝。

美国斯坦福大学干细胞生物学和再生医学研究所的迈克尔、朗埃克等人,早在十几年前就盯上了吸脂过程中取出的人类脂肪团,把它们视作一种宝贵的自然资源,美誉为"液体黄金"。不用奇怪,这是因为他们发现在这些吸出来的黏糊糊的东西里头隐藏着多功能细胞,可以将它进一步转化为非常有用的诱导性多能干细胞。在 2009 年的一项研究里,他们证实了脂肪干细胞的转变效率是此前科学家较多使用的皮肤细胞的 20 倍。

2018 年，这个团队又宣布一项重要进展，他们从废弃脂肪中分离出了中间充质干细胞，并将其与骨生长因子蛋白一起置于培养皿中，最终造出了真正的骨骼干细胞。

　　对这一发现，作为整形和修复外科医生的朗埃克有了进一步设想，他想看看骨胳干细胞是否可以用于促进骨骼再生。但在此之前，还需要搞清楚一个问题，那就是骨骼干细胞是否可以在临床上用于替代受损或缺失的骨骼或软骨。

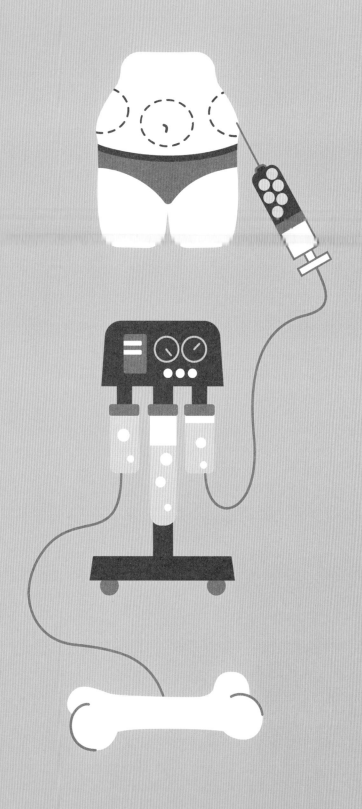

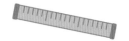

14

腰有多粗，脑就有多小

近年来的研究证据已经清楚地表明，人的腹部脂肪含量和心脏健康有着相关性，而另一个不幸的消息是过多的脂肪含量对大脑有害。

2019年，英格兰莱斯特郡拉夫堡大学体育、运动与健康科学学院的马克哈默教授团队共抽样考察了约9600位平均年龄在55岁的英国人。重点测量受试者的BMI指数和腰臀比，同时通过磁共振医学成像来测量他们的脑容量。调查结果显示，BMI指数和腰臀比皆高的人脑容量较低。

BMI指数是以人的体重（千克数）除以身高（米数）平方所得到的数据，是目前国际上广泛采用判断人体胖瘦程度以及是否健康的标准，BMI越高的人越胖。腰臀比指的

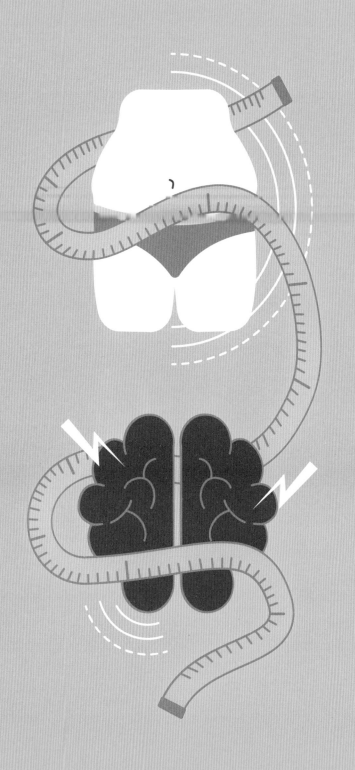

是腰围与臀围的比值，比值越低，腰越细，臀越大。

具体来看，BMI 指数和腰臀比皆高的胖胖人群，平均脑灰质容量为 786cm^3；BMI 指数高但腰臀比低的人群为 793cm^3；健康人群则为 798cm^3。从大脑区域来讲，包括尾状核、基底核、苍白球和伏隔核等区域的大小都与肥胖有关，这些是和人的运动、情感、学习等功能有着密切联系的部分。BMI 与白质之间没有表现出明显的关联。尽管当下他们还没能将内脏脂肪含量与脑萎缩之间构建起明确关系，但在此之前已有一种假设，内脏脂肪会产生导致脑萎缩的炎症物质。

所以，不适当的肥胖真的有可能让人变得更笨啊……还不赶紧停下你那只抓着薯片的手！

15

皮肤、微生物和蚊子

蚊子对受害者的选择是有偏好的，在聚会的时候，有人莫名就成了人体蚊香，惨了他/她一个，造福全屋人。这到底是为什么？

美国新泽西州农业试验站的昆虫学家威廉·鲁道夫斯于1922年提出，他观察到二氧化碳在吸引蚊子中起到了重要作用。后来其他科学家也证实，我们代谢产生的气体是一种普遍的化学刺激物，能够影响包括蚊子在内的许多噬血昆虫。近些年这个看法得到了更进一步的修正，事实上，二氧化碳起到的是增效剂的作用，它使得皮肤上的挥发性化合物能够对寻找寄主的蚊子引起更强的行为反应。所以，想要真正搞清楚这个问题，我们需要去研究一下那些挥发性化合物到底怎么来的。

这就得去问皮肤上的那些微生物了。据统计，每平方厘米的人体皮肤上平均含有 100 万个细菌，它们是体表挥发性化合物的主要产生者，比如脚臭就和芽孢杆菌有关。一些细菌将长链脂肪转化为挥发性较小的长链脂肪酸，而另一些细菌可以将这些长链脂肪酸转化为挥发性较强的短链脂肪酸、二氧化碳和水……现在已经发现的体表挥发性化合物就有 500 多种。

2017 年，荷兰瓦格宁根大学的昆虫学家威廉·塔肯的实验室用一种常见的西非按蚊做实验，找了 48 位勇猛的志愿者来接受叮咬，看看蚊子到底会扑向什么样的皮肤。结果发现，对这些蚊子不太有吸引力的个体，皮肤上的假单胞菌数量较多，而具有高度吸引力的个体，皮肤上的葡萄球菌数量较多。

仅仅知道这些，并没有办法拯救那些"人体蚊香"的命运，研究者提出还有赖于我们对人体皮肤微生物组的进一步了解。在过去几十年里，先进的测序技术已经允许对人类微生物群进行更详细的分析，但此前大多数研究都集中在肠道的微生物组成上，只在近几年才有了针对皮肤的更多探索。

在找到如何去除蚊子最爱的那些挥发性化合物的方法之前，你能做的只有随身带好避蚊胺，以及向斑马学习。

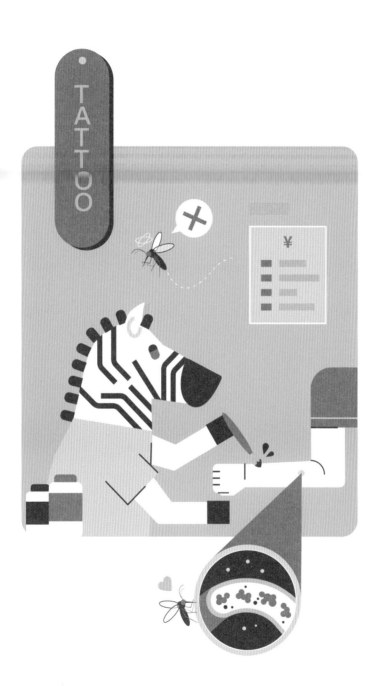

瑞典隆德大学生物系教授苏珊·奥克松领导的小组观察到，斑马身上的条纹可以最大化地减少被马蝇等嗜血昆虫叮咬，且白色皮毛比黑色皮毛更有效，这一研究获得过 2016 年"搞笑诺贝尔奖"。后来，他们又在人体塑料模型身上做了实验，模型分别被涂上黑色、条纹和米色，然后覆盖一层虫胶以吸引昆虫前来。最终，黑色模型身上聚集的虫子是条纹模型的 10 倍，而米色模型聚集的虫子是条纹模型的 2 倍。对此现象，一种解释是较暗表面会反射方向相同的光线，这种偏振类似于从水塘中反射的光，而昆虫往往具有趋水性，因为水塘是它们产卵的地方。

一些原始部落的土著迄今还居住在有着大量吸血马蝇、蚊子或采采蝇的地区，所以他们依然会使用彩绘来保护自己。

16

人体自带无污染导电体

　　黑色素是地球上最古老、最普遍和最具抗性的一类色素的总称，它们很早就出现在了大多数生物王国里。近十多年来，科学家陆续在恐龙、早期鸟类、非鸟类恒温动物和原始头足类的久远化石中发现了黑色素。在生命演化中，它可能担任着超出我们原先预想的角色。它于人类而言也是意义非凡——决定着我们的肤色、眼睛和头发，因此和种族总有着脱不开的关系。

　　关于黑色素的被命名，有两个说法。一是是意大利化学家巴托洛米奥·比奇奥在1825年命名的，当时他正在研究从乌贼身上获得的黑色颜料；另一说是瑞典化学家约恩斯·贝尔塞柳斯在1840年命名的，当时他从眼角膜中提取到一种黑色物质。

1974 年，美国得州大学安德森癌症中心物理系的三位科学家发现了黑色素中最常见的一种——真黑素——具有有趣的导电性能，可以充当非晶半导体开关来使用。这引起了许多同行的兴趣，因为黑色素在几乎所有生命中都是天然存在的，无毒，不会引起免疫反应，在环境中也完全可生物降解的。如果能充分开发它作为微电子产品的潜能，那将是非常美妙的一件事。

唯一的缺点是，它的电导率值太低了，如果要开发出有价值的应用，必须要在其性能上继续提高。十几年来，有人试过了不少办法，比如通过将真黑素和金属结合，或将它过热制成类似于石墨烯的材料，但留下的都不是真正的生物相容性导电材料。

2019 年，一些意大利科学家采用了退火处理，终于奇迹般地把真黑素薄膜的电导率增加了 10 亿倍，他们形容这过程有点像拉头发丝。退火有一个非常关键的好处——温度足够低，所以不用担心真黑素被分解掉或碳化。

这个突破使得人们期待已久的基于黑色素的电子产品设计成为可能，想想看我们自己的身体也能生产电子元件材料，还挺酷的嘛。

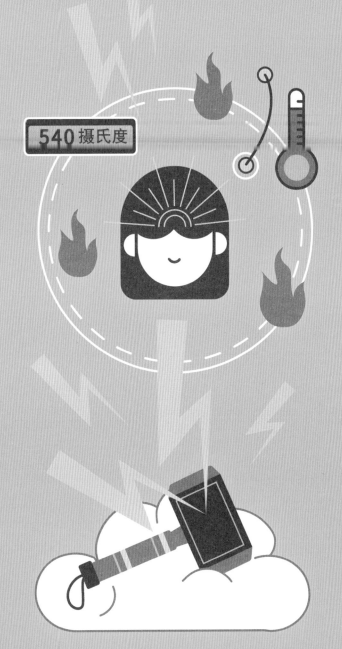

540摄氏度

17

爱橙人士请少出门

　　你是橙子、柑橘、柠檬的忠实热爱者吗？也许你听到的广告宣传是这类水果富含维生素C,具有美白功效，多喝就有多漂亮什么的……但，且慢，很有必要提醒你的一点是，除了含有维生素C之外，柑橘类水果还富含呋喃香豆素。

　　呋喃香豆素是一类具有光毒性的物质，它们存在于许多不同科的植物中，例如伞形科、芸香科、桑科和豆科。人体皮肤在接触过这类物质之后暴露在阳光中、紫外线下，会产生炎症性反应，被称为植物光敏性皮炎。

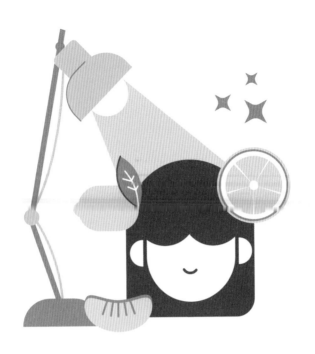

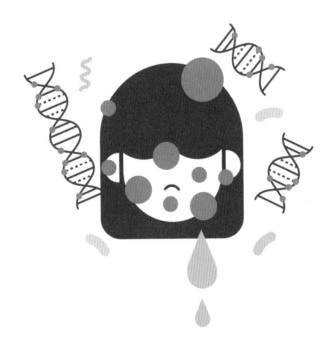

摄入呋喃香豆素过多，会刺激人体内黑色素瘤细胞数量激增，甚至致使 DNA 受损。为了研究柑橘类水果摄入量与皮肤癌之间的潜在关联，法国萨克雷大学开展了大型数据调查，招募了来自 10 个国家 52 万参与者。调查结果表明摄入较高含量的柑橘类水果会提高罹患皮肤癌的风险，尤其是黑色素癌。相比平均每日摄入柑橘为 10.8 克的人群来说，那些平均每日摄入量为 217.5 克的人群，患上基底细胞癌和鳞状细胞癌的风险分别高出 11% 和 23%。

统计数据也表明，高柑橘摄入量的受试者通常更为年轻，且有着较高的受教育水平和体力水平，抽烟、酗酒和喝咖啡都更少，但是良好的生活习惯并不能降低柑橘摄入量与患皮肤癌风险之间的关系。

所以，爱吃橙子的你还是少出门接受阳光暴晒吧，尽量避开紫外线辐射。

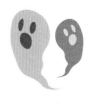

18

无名器官，专管疼痛

疼痛感来自对环境中厌恶性刺激的检测和反应，是生物体生存的一个重要能力。我们如何感知疼痛呢？已有的观点认为，这是皮肤中的感觉神经末梢在起作用，但瑞典卡罗林斯卡医学院的研究者却提出，表皮下边界其实还有一个胶质细胞所组成的网络，专门用来传递机械性刺激。这些细胞有个很好听的名字，叫作施万细胞（又称雪旺细胞）。

显微镜下的施万细胞看起来长得有点像章鱼，有长长的触手状突起延伸到周围的神经中。它们曾经被认为只是用来围绕和隔离神经。为了找到它们真正的功用，研究人员使用了一种"光遗传学"的方法：把一种吸收光的蛋白质插入基因组，当吸收了足够的光之后，施万细胞就会被激活。

实验发现，激活老鼠爪子上的施万细胞后，它们会显得很痛苦，赶紧去舔或保护自己的爪子。这些细胞只对机械性疼痛（比如被扎或击打）做出反应，但对冷热无动于衷，鉴于它们是作为一个连接系统散布在整个皮肤中，研究者提出，该系统应被视为器官，一种我们此前还没发现的器官。

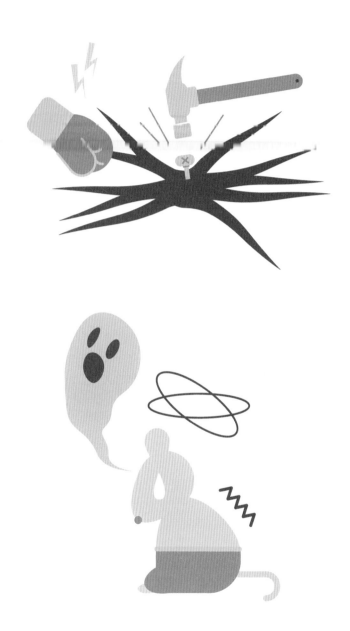

19

我的胡子，我的盾牌

　　人类身体在历史进程中不断接受着外界的物理冲击，除了自然环境导致的，如灾害和险阻，还有社会暴力行为带来的，如战争和冲突，所以有些人体设置，根本就是为了让男人更能打架而存在。2013 年，犹他大学生物系的大卫·卡雷尔就提出人类手指和手掌的各项比例可以提供支持性的支撑，保护手在用拳头击打时不会受伤。

　　人类的男性身上有个不容忽视的特点，就是下颌处会长出浓密的毛发。参照动物界，雄性狮子头部浓密的鬃毛让人印象深刻，这些毛发可以让它们的头部、颈部、胸部更难被攻击者直接接触，从而减少被撕咬的可能。这方面最早的研究可追溯到达尔文。他在 1871 年出版的《人类的由来及性选择》中就指出，雄性的狮子、加拿大猞猁、狒狒、海狮、野牛和麋

鹿的鬃 / 鬃为其在雄性争斗中提供了保护。但关于男人的胡须，他却认为它只是吸引女人的装饰。

事实上，现代遗传学研究者们已经发现，女性对胡须的喜好并不一致。有人喜欢，有人憎恶，也有人对此丝毫没想法。

神经生物学家卡罗琳·布沙尔在 2010 年提出了一个假说：男性胡须真正的功用和雄狮鬃毛一样，在于对容易受伤的下巴提供保护功能。她观察到，国际业余拳击协会的技术和竞赛规则也承认人类胡须的这一保护性特征，因此禁止在拳击比赛中留胡须。

2020 年，来自犹他大学生物系的大卫·卡雷尔和本校物理系的几位研究者联手设计了一个落锤试验，测试了胡须毛发类在抵抗冲击力方面的作用。也对上述"拳击假说"进行了验证。

他们利用纤维环氧树脂复合材料做了副人造骨骼，经盐溶液浸泡，让它获得与人体组织相同的水分含量，随后在上面分别覆盖三种都是由家养绵羊的毛做成的覆盖物：被拔了一些的毛、经过修剪的毛、未经修剪也没有拔过的毛。

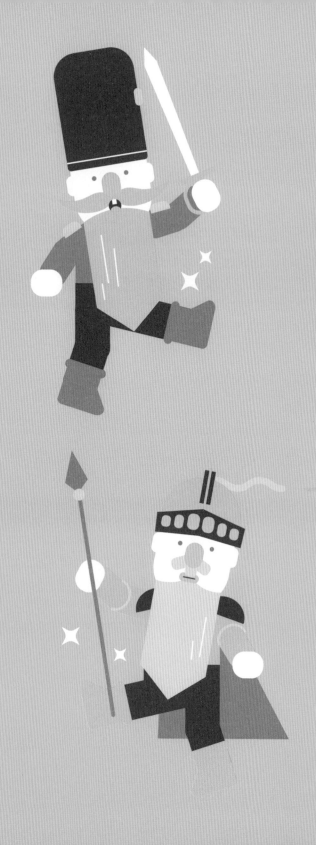

这三种条件导致头发的总体积和质量不同，模拟不同人类男性的状态：胡须少的、爱美须的和不修边幅的。然后他们用一个悬在上方 7.4 厘米高处的重物击打模拟骨骼，同时以测压计记录下对它的冲击强度。结果发现，这一过程中，完全被毛覆盖的样本比被拔下和剪切的样本吸收转化了更多的能量。例如，与拔过毛的样本相比，完整毛皮中峰值压力要大 16%，吸收总能量要高 37%。这是由于纤维绒毛会使力量在其表面重新分布，减缓了即将到来的重击速度，足以潜在地保护下巴免受严重损伤。

所以，胡须更有可能是因为其保护功能而非审美功能，才赢得了它的生存优势。留胡须的男人在打斗中更占优势，其基因也因此通过自然选择被保留。鉴于人类当中有不少热爱拳击运动的个体，接下去研究团队还打算探索胡须对出拳准确度的影响，以及一点点面部毛发是否能在拳头擦过脸颊时，降低被划伤的风险。

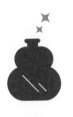

20

用檀香来拯救我的脱发

你以为只有你的鼻子能闻得到气味吗？其实不然，嗅觉受体不止鼻子独有，也可以通过身体不同类型的细胞表达，当这些细胞被激活时会向大脑发送信号。

它们在表皮上也存在。2018 年，英国曼彻斯特大学皮肤病研究中心和美国迈阿密大学米勒医学院皮肤科和皮肤外科的研究者们，联手找到一种叫作 OR2AT4 的嗅觉受体。它能潜入毛囊细胞，并被充满檀香的气味剂"唤醒"，使头发维持生长。脱发人士有福了。

研究者对这一"生发开关"做了进一步探究，发现只有在 OR2AT4 存在时，通过檀香味道的释放，毛囊细胞退化速度会得到减缓。而一旦抑制 OR2AT4 的活性，毛囊细胞便丧失对檀香的应答。这表明，恰恰是这种独特的受体"闻"到了檀香，从而改变了细胞活性。

更加奇怪的是，只有一种添加于日化品的合成檀香能够产生这种奇妙的作用，而非天然檀香。所以住在寺院里，显然是不能让你长头发的。

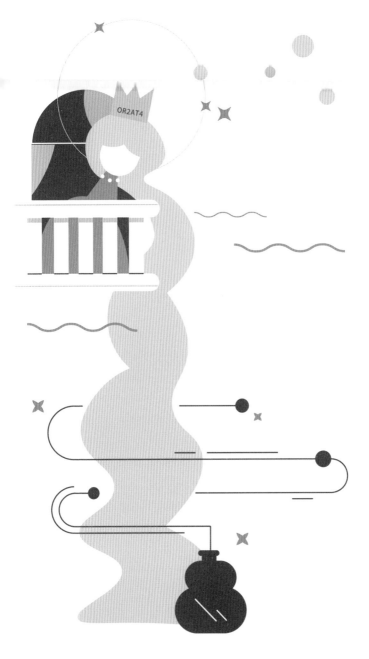

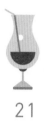

21

隐藏在年轻血液中的抗衰老秘密

伊丽莎白·巴托里是一位 16 世纪的匈牙利贵族，传说她会喝下年轻女孩的血液，并用其来沐浴，以保持青春美丽。法国女演员朱丽·德尔佩主演的电影《女伯爵》便以她为原型，讲述了一个惊心动魄的故事。虽然这个传说很可能是政敌为了摧毁她而散布的污名和谣言，但是从21 世纪医学的角度来看，政敌好像"知道"得确实太多了一点。年轻人的血液真的可以减缓衰老吗？至少在实验鼠的层面，我们已经做到。法国动物学家保罗·博特在 1864 年把两个老鼠的循环系统连接起来，证明了他提出的"异种共生"概念。

20 世纪 50 年代，康奈尔大学的老年病学家克里夫·麦凯设计出了异时性异种共生——把一只老年鼠与一只幼鼠进行连接，结果发现老年鼠的寿命略有延长。到了 2005 年，这个版本终于修正到：斯坦福大学的一个研究小组将年长

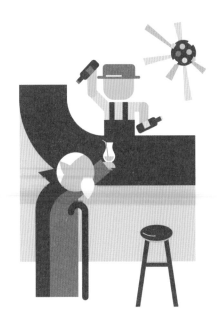

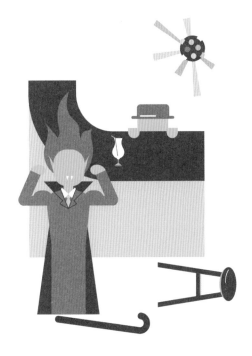

老鼠和年轻老鼠配对，连接它们的血液循环系统，5 周内年长老鼠的肌肉和肝脏组织开始与年轻老鼠变得接近。

接下来十几年里，一系列实验反复证实，注入了年轻血液的年长老鼠健康状况会有所改善。人们不再对此有所质疑，他们更想知道的是，血液中哪些成分在起作用？什么时候能投入市场？

人体血液中现在能够观察到的蛋白质有近3000 种，在不同的年龄阶段会出现不同的变化。斯坦福大学神经科学教授托尼·维斯－科雷观察到，最大变化发生在 78 岁左右，大约有 1000 种蛋白质的浓度发生了降低或升高，这实在是太复杂了，他不认为我们这一代人能够把这些都弄清楚。

对于当今许多人的狂热，托尼维斯－科雷提出了自己的担心，年轻血液一旦过早商业化，会破坏他们真正的研究目标：绘制与衰老相关的蛋白质图谱，去解决诸如阿尔茨海默症或帕金森综合征这样的老年病。

22

太空旅行，心脏要好好做准备

太空探索虽然既浪漫又神奇，但其实自带各种健康风险。已有研究结果表明，这种极端环境会使人体发生变形，改变体液的流动，减少骨骼质量等等，宇航员经常还受到视觉损伤、颅内压综合征的困扰。

2016 年的一个研究指出，去到太空后心脏也堪忧：阿波罗登月宇航员心血管死亡率高达43％，是"低地球轨道"飞行的宇航员的 4 倍，更是从未去过太空的宇航员的 5 倍。导致这种差异的主要环境因素是深空辐射，这种辐射来自整个银河系的宇宙射线。

对于深空辐射的人体影响，特别是对于心血管的影响，迄今还没有很好的系统研究，科学家只能从地球上已有的类似情况中推断，比如接受放射性治疗的病人。

在 2021 年，来自荷兰莱顿大学医学中心心胸外科的杰斯普·约特奈斯博士等人对已有文献做了综合回顾，认为可能的致病机制是较为复杂的，在实验小鼠身上观察到了包括辐射引起的心肌重塑和纤维化、动脉粥样硬化、微血管损伤、内皮功能障碍在内的一系列诱因。

但总的来说，实验动物或细胞培养所能提供的数据还不足以支撑我们得出可靠结论，未来的方向应该集中于开发基于人类的组织平台，如心脏芯片。

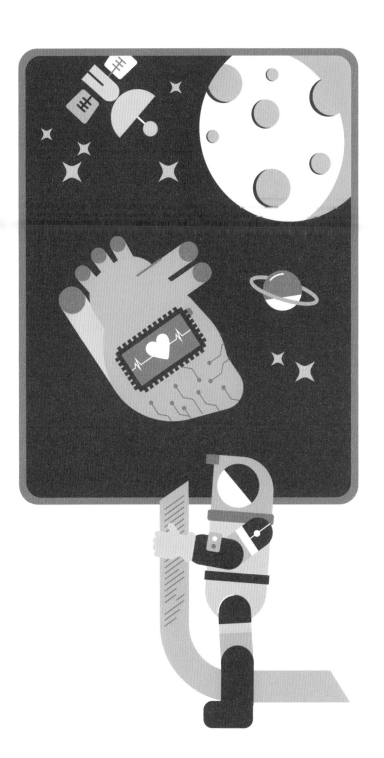

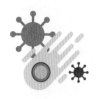

23

用天文学手段对付乳腺癌

　　乳腺癌的发病率位居女性癌症的榜首，据世界卫生组织公布的《全球癌症报告》数据统计，2018 年全球约有 210 万新发女性乳腺癌病例，占女性癌症病例近四分之一。对于这项疾病的防治，尽早发现是关键，在诊断为早期的女性中有 90% 存活至少 5 年，而晚期的只有 15% 存活。

　　这种癌症会在乳房中产生微小的钙沉积，可以通过光波长的变化检测到。而说到光，天文学家可是最擅长，这个学科的进展很大一部分依赖于光的探测和分析，比如通过研究散射、吸收和重新发射到气体云和尘埃中的光来获得它们内部的信息。于是，英国埃克塞特大学生命系统研究所的查理·杰恩斯博士灵机一动，何不邀请它们来帮忙解决乳腺癌问题呢？

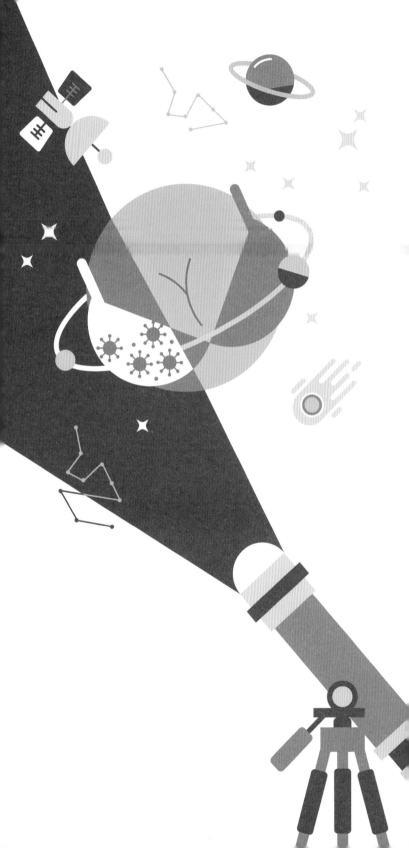

在 2019 年度英国皇家天文学学会全国天文学会议上，他展示了一项成果，即如何利用原本为研究恒星和行星形成而开发的计算机代码来寻找乳腺癌沉积物。这位创新型研究者表示，基础科学的进步不应该孤立地看待，天文学也不例外，尽管一开始无法预测，但它的发现和技术往往有益于社会。

光对于各种医学进步都是至关重要的，比如测量早产儿的血液含氧量，或者用激光治疗葡萄酒色斑，等等。所以他们的工作其实非常适合用来帮助癌症研究。

杰恩斯团队还有一个类似的项目，也是使用计算机模型为非黑色素瘤皮肤癌提供一种潜在的新疗法。他们通过模拟实验研究在近红外光照射下，皮肤肿瘤中的金纳米颗粒是如何被加热的：照射 1 秒后，肿瘤会升温 3 摄氏度；10 分钟后，将升温 20 摄氏度，足以杀死癌细胞。这项光热疗法已经在老鼠身上取得显著疗效，该小组正致力于将这项技术应用于人类。

24

和子宫一起失去的还有记忆

子宫的功用被认为只和生殖有关，所以到了一定年龄后，不再有生儿育女的需要，许多女性会选择将子宫切除，认为这样可以有效地防止病变。美国 60 岁以上的女性当中有 1/3 接受过子宫切除术，中国因为子宫肌瘤而选择手术的人数也极其庞大，而在印度一些邦甚至会选择把子宫切除当作一种绝育手段。

但不少经历过摘除子宫的人，都会报告说自己会有一种脑子比以往迷糊的感觉，难以形成清晰的思维和记忆。在神经学领域这被称作"脑雾现象"。"脑雾"到底和子宫切除有无相关性？一些研究指出，由于子宫和卵巢等器官都与产生激素有密切关系，激素水平的改变很有可能对脑部功能产生影响。

2013 年，在圣地亚哥举行的美国神经学会年会上，来自哈佛医学院的医学博士赖利·波夫报告了她们的一项研究，指出较早接受更年期外科手术（自然绝经前切除两个卵巢，并且通常伴随子宫切除术）的女性记忆和思维能力下降的风险可能会增加。

该研究包括 1837 名 53~100 岁的女性，她们参加了芝加哥拉什大学医学中心的记忆与衰老项目跟踪调查，所以有着比较完整的记录。这些人当中有 33% 经历了早更年期外科手术。

研究者还发现，手术年龄越早，长期记忆和短期记忆以及整体思维能力的下降就越快。甚至，绝经年龄与阿尔茨海默症有关的斑块之间也存在显著相关性。

这项研究值得进一步探索，因为随着人口老龄化，一定会有更多的人面临这样的问题：切除还是不切除？她们需要更加清楚地知道其中的利弊，以及对自身的影响。

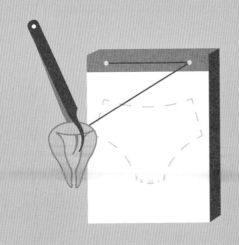

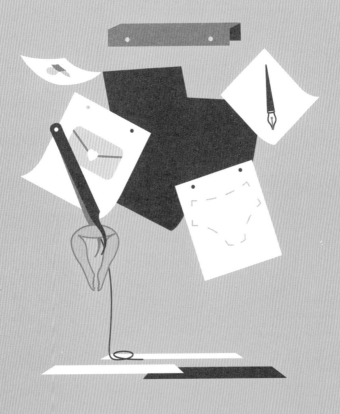

2018 年美国亚利桑那州立大学的一个科研小组利用雌性大鼠系统地检测子宫和卵巢在学习和记忆过程中起到的作用。研究人员把雌鼠分成了四组：完整保留卵巢而摘除子宫、完整保留子宫而摘除卵巢、摘除子宫和卵巢以及完整保留卵巢和子宫。同时对这四组大鼠进行迷宫测试。

实验结论指出，切除子宫会对雌鼠的记忆以及处理信息的能力产生负面作用，并可能会改变激素分泌模式，对认知衰退产生影响。

这证实了那些出现"脑雾现象"的人并不是一种自我感觉上的不对劲，而是有着实实在在的生理原因。我们需要基于人体的研究，搞清楚这种记忆和认知的下降是否可逆，或者，只是更进一步的认知障碍的开端。

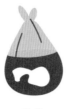

25

人造子宫还有多遥远？

1923 年，印裔英籍生理学家、遗传生物学家 J.B.S. 霍尔丹首次在一个演讲中对人造子宫进行了广泛讨论，他用一个科幻场景的代入：150 年后，有人回顾这一路以来生物学的进步，提到在 1951 年的时候，两名科学家提取了一名死于飞机失事的女性的卵子，使之受精后放在一种"合适的液体"中孕育至足月。

霍尔丹设想，这种更加理性开明的生殖过程能把妇女从怀孕的必要性中解放出来，并终将改变社会权力结构的不平衡。他的想象受到了许多赞誉，同时也引来了大批攻击。

之后不到十年，阿道司赫胥黎发表了反乌托邦小说《美丽新世界》，体外生殖就已经完全被塑造成了邪恶的技术。而那之后，人造子宫被认为将会给人类社会带来极大的不平等。

对于所有的胎生动物来说，子宫都是完成孕育及生产子代这一伟大壮举的最重要工具，有了子宫，才能实现从胚胎到胎儿再到婴儿的整个发育过程。其中，无可辩驳的核心部分是胎盘。胎盘通过脐带与胎儿相连，在早期充当它的肾脏和肝脏，而在 12 周左右开始为它提供"呼吸"——运来妈妈血液中的氧气，输送走胎儿产生的二氧化碳。

如果我们想找寻一种子宫替代品，如何维持体外气体交换是首先要解决的问题。这也就是为什么，医学界直到 20 世纪 60 年代才敢去做一些这方面的尝试，因为能够从外部为人体的血液供氧的装置——心肺机——是 1953 年才第一次被成功使用。

对于当代技术实践者来说，人造子宫这个概念被提出来的初衷很朴素，就是为了拯救多一点人类早产儿，提高他们的存活率。

不幸的是，初期在羔羊胎儿身上做的人造子宫试验都不怎么成功。与此同时，用于新生儿的特殊通气技术和增强肺功能的药物方面进展反而更快。所以发展人造子宫的呼声就渐渐微弱了，在很长一段时间里几乎没有人再提及。

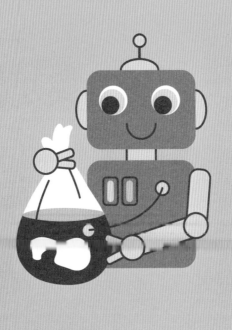

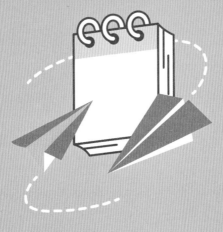

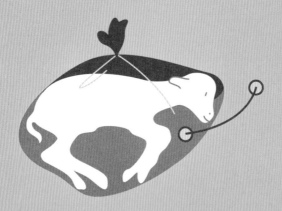

2017 年，费城儿童医院研究的一项研究轰动一时，他们成功制成了一个"从生理上支持极端早产羔羊的子宫外系统"。该系统使用一种独特的液体填充容器，胎儿羔羊被置于这个容器中，就像浸泡在子宫中的羊水里一样，它们的心脏会将血液通过脐带泵入容器外的气体交换机，完成充氧再输送回来。

与以前那些不成功的人工子宫技术相比，这套装置的改进在于：首先，不使用外部泵来驱动循环，因为即使是轻微的人工压力也可能使胎儿那脆弱的心脏过载；其次，不使用呼吸机，因为未成熟的肺还没有做好呼吸大气中氧气的准备。

他们在 8 只有 105~115 天的羔羊胎儿身上的试验，取得了圆满的成功，这些相当于 23 周或 24 周人类胎儿的羔羊胎儿，可以在这种宫外装置中获得长达 4 周的生理支持，各项生命体征还一直保持正常。除了费城团队以外，密西根大学 C.S. 莫特儿童医院和西澳大利亚大学的两个团队通过不同的技术路线也取得了类似进展。不知不觉中，人工子宫的人类胎儿试验可以说已经呼之欲出。然而，对于所有这些团队来说，真正亟待突破的问题还有两个。

第一是血液的问题。在体外环境下，血液很容易凝固，然而阻止血液凝固的措施很容易导致致命的脑出血。第二则是人类胎儿太小的问题。从体积上来说，人类胎儿只有羔羊胎儿的 1/3，血管要细很多，而在这种尺度改变下，很多流体力学性质会发生指数级的变化。

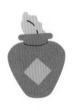

26

自动酿酒的膀胱

　　一名美国宾夕法尼亚州的女性，年仅 61 岁就患了严重的肝硬化，本来想去接受肝移植，但却被医院发现体内酒精含量很高，而她本人又坚决不承认自己爱喝酒，于是医院判定这位患者隐瞒滥用酒精的行为，拒接了她的手术请求。当事人不服，又去了美国匹兹堡大学医学中心长老会医院，进一步检查发现，这位女性体内酒精代谢产物乙基葡萄糖醛酸和硫酸乙酯的尿检结果都是阴性，并且在就诊期间也没有出现中毒的迹象，说明她并不酗酒。

　　最后找到的真正罪魁祸首，是她的膀胱。一种被称为光滑念珠菌的酵母在膀胱中不断发酵葡萄糖，产生酒精。也就是说，膀胱变成了一个小型酿酒机器，真相令人瞠目结舌。研究人员给这种症状起名叫作"膀胱发酵综合征"，从"自动酿酒综合征"而来。

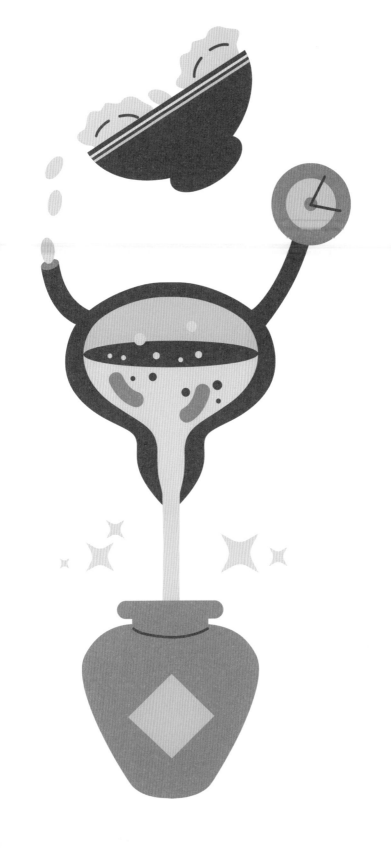

"自动酿酒综合征"在日本有过不少报道，1952 年以来已经报告数十个病例，病人年龄最小只有 1 岁。不过，此前发现的基本上都是在肠胃里"酿酒"，在膀胱里"酿酒"的真不多见，因为膀胱中缺乏酿酒的原料。前面那位想要肝移植的女性，因为是患多年的糖尿病，膀胱中才有足够可用的葡萄糖。

27

阑尾的作用就是患阑尾炎？

　　阑尾在人体器官中似乎是可有可无的存在：拖挂在盲肠末端，无精打采，不能参与到食物的消化中去，位置堪称"绝世独立"，挂在几乎没有食物光顾的位置。抨击它的人把它称为"造物主的设计缺陷"、"演化的历史遗产"，甚至宣称"阑尾的唯一作用就是让我们患阑尾炎"。

　　可千万不要以为阑尾就是一次性用品而不加珍惜。近年来，随着对阑尾的了解越来越多，科学界正在重新审视它在免疫方面的角色地位。美国杜克大学医学中心的威廉·帕克和兰迪·布林格在 2007 年提出了一个"互惠主义 - 阑尾假说"，认为阑尾其实是肠道中那些好细菌的自然保护区，一旦因为严重的肠道感染如霍乱而发生腹泻（这种事情在人类历史上乃至当今世界都时有发生），好细菌都被消耗尽了，这时候就要靠阑尾把原来圈养的菌群派遣出来迅速补缺，正所谓养兵千日用兵一时。

四年后，这个假说得到了纽约大学兰贡分校肠胃病专家詹姆斯·格伦德尔在临床上的证据支持，他在对难治性梭状芽胞杆菌感染病人的观察中发现，阑尾的存在与复发呈负相关。也就是说，有阑尾的人再次感染的风险会下降。

美国中西部大学解剖学系和兽医学院的西勒·史密斯博士的团队，收集了有关 533 种哺乳动物是否存在阑尾以及其他胃肠道特征的数据，映射到了遗传发育树上去分析。他们发现，阑尾已经在多个哺乳动物谱系中独立演化了 30 多次，并且一旦出现，几乎不会从谱系中消失，这表明它或许具有适应性的目的。此外，他们的数据表明阑尾的出现和饮食或环境都没有显著关联。体内有阑尾的生物盲肠中的淋巴组织平均浓度更高，可能是阑尾作为体内的次免疫器官在发挥作用。

很有可能，不小心就发炎的它和让我们纠结的扁桃体一样，曾经是人类在自然环境中生存的重要帮手，却对工业化后的社会环境有着种种不适。

最近关于阑尾的一个争论是——它有没有在帕金森综合征的发病中起到作用。在 2018

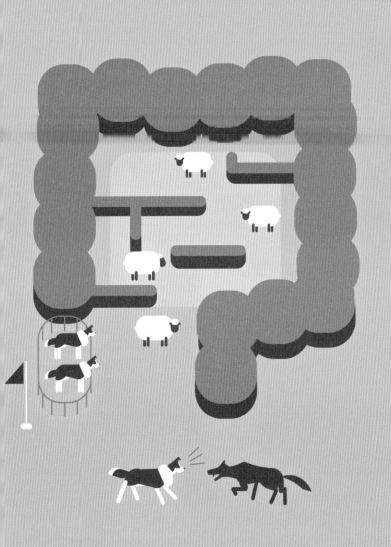

年，一项来自瑞典的研究称，近20%阑尾切除病例与罹患帕金森综合征风险相关，这当中涉及一种 α - 突触核蛋白，在帕金森综合征病人大脑的路易体中会聚集异常分裂的 α - 突触核蛋白，而它们同样被发现存在于阑尾之中。

在 2019 年，一项来自美国的研究却质疑了这一结论，他们的统计发现切除阑尾的人得帕金森综合征的可能性 3 倍于未切除阑尾的人，所以阑尾对于 α - 突触核蛋白的影响到底如何，尚需进一步的机制研究。

28

排便的人生哲学

我们每个人的人生都有一部分时间是在马桶上度过的，有时畅快淋漓，有时殚精竭虑。你有没有想过便便是怎么被排出体外的？

排便是一项蕴含"高技术"难度的活儿。在肠道出口部位，也就是肛门外，有一组可以紧缩与放松的肌肉，叫外括约肌，我们能够有意控制。在肛门向内几厘米处也有一块功能类似的肌肉，叫内括约肌，不被我们所控制。

这两块括约肌分别效命于两个神经系统，各行其是，只有两个神经系统通力合作，才能得体又干净地完成排便这项小工程。

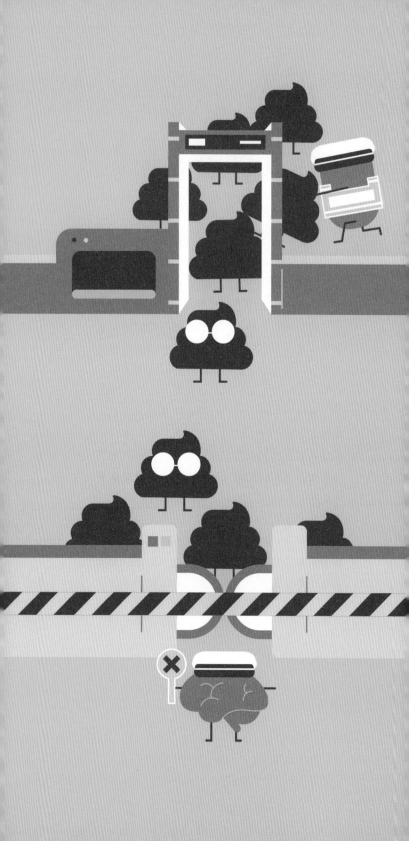

当大便抵达内括约肌时，它会反射性地有分寸地张开，放出一点点，在两块括约肌之间布满了传感细胞，细胞们会机警地分析到达物的性质，再将信息上传。这时大脑会迅速分析外在环境，综合过往经验作出评估并将命令下达给外括约肌：是放行还是死守。如果内括约肌总是受阻，久而久之功能会下降，就离便秘不远了。

美国佐治亚理工学院的胡立德团队曾在2017年通过流体力学计算得出，哺乳动物的排便时间基本上是在5~19秒，越大型的动物，它大肠壁上的黏液层越厚，也就越容易把大便"挤"出。从这个角度来看，你在马桶上蹲的时间，应该和你家的猫（如果有的话）在猫砂盆上蹲的时间差不多，可为啥现实当中好像不是这么回事呢？

受困于文明规则，现代人的排便确实越来越不畅。1992年的一项来自英国布里斯托尔皇家医院大学医学部的调查发现，只有40%的男性和33%的女性有每天定期排便的习惯，女性似乎比男性更容易遇到排便困扰。研究认为，是女性有更多分心的事情（比如照顾孩子等）所致。

而在 2009 年美国加州州立大学护理与健康科学系的一个研究则指出，女性便秘的频率会是男性的两倍，或许和服用抗抑郁药以及治疗慢性疼痛的药物有关。但如果从括约肌的角度来想一想这个问题，我们不妨大胆假设，是不是她们更束缚于社会行为准则呢？

29

你拥有"超级大便"吗?

对普通人而言，每天近距离地对着粪便是一件无法想象的工作，但世界上真的有一批热衷于研究它的科学家。他们的日常就是收集大便、分析大便、分解大便以及培养粪便。在他们的努力下，大便移植已经成了一种卓有成效的医疗手段，可以用来治疗各种疾病，从慢性腹泻到糖尿病。

最近，这些科学家又在呼吁寻找更多的"超级大便"的供体，希望能通过研究这些人的大便，去征服更多的顽症。比如阿尔茨海默症、多发性硬化症、哮喘、过敏症，甚至是心脏病和癌症。听上去是不是很厉害？新西兰奥克兰大学的分子生物学家贾斯汀·奥沙利文样解释道：有些超级捐赠者的移植物能够达到的临床缓解率几乎是平均值的 2 倍，与其他人相比，这部分人的大便中微生物的数量和种类更多，而且其中似乎含有某些关键种类。

把这些超级大便的拥有者找出来，以及表征里面的关键种类，将有助于研究者开发出更精细的移植制剂、进行标准化治疗并减少病人反应的差异。这个想法得到了很多同行的赞许，虽说不管怎样都要对着大便，但对着更有用的那些，会让工作更愉快些吧。

　　当然，如果捐献者很重要，那么病人同样重要，他们的饮食、遗传学因素以及过往病史，都影响着对移植的反应。在这方面，这一新的领域还有漫长的路要走。

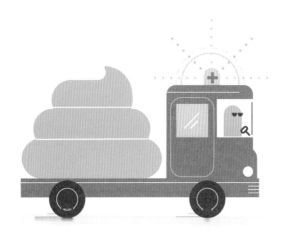

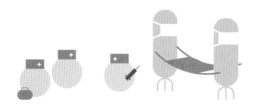

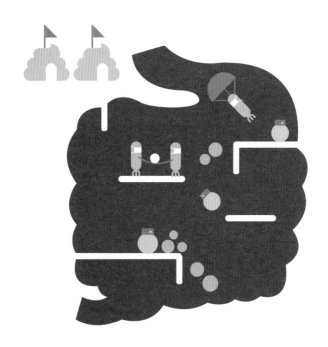

30

吃了太多果糖，小肠不高兴

拜 20 世纪 60 年代开启的高果糖浆工业蓬勃发展所赐，近几十年来，整个西方世界的果糖摄入量已大大增加，除了肥胖症、二型糖尿病和非酒精性脂肪肝等，一种叫作果糖吸收不良的疾病也变得越来越常见。

其原因是许多人的小肠上皮细胞中果糖载体不足，一旦摄入过多就无法完全吸收，从而导致胃痛、腹胀、腹泻或便秘。在不同的研究统计中，西半球受果糖吸收不良影响的个体占总人口数的 30%~40%，也是相当可观了。

果糖吸收不良和遗传性果糖不耐症不是一回事。后者是人体内分解果糖的肝酶不足，严重的话可能致命，所以这种人最好不要接触果糖。而对于前者也别认为多吃一点就只是闹闹肚子这么简单，它的后果比这个严重多了。

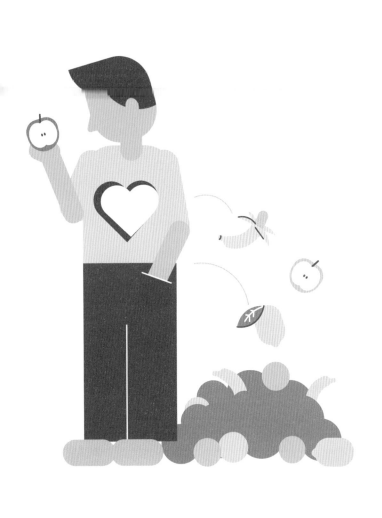

20 世纪末至 21 世纪初，由奥地利因斯布鲁克大学营养医学系的研究人员发现，在某些人身上，果糖吸收不良和抑郁障碍的早期症状有关，并且这些症状在减少果糖和山梨醇饮食后会得到改善。

究其原因，研究人员发现很有可能是由于高浓度的肠道果糖能够干扰 L-色氨酸的代谢，这就很棘手——色氨酸是合成血清素所必需的原料，血清素对于我们维持稳定的情绪水平至关重要，血清素过低会引起抑郁。更糟糕的是，血清素水平下降的话，饱腹感就会被延迟甚至抑制，因此会有人其实已经食入过多食物，但还在忍不住大吃大喝……所以，快乐肥宅水提供的快乐只是假象，它根本就是来"致郁"你的！

英国、爱尔兰和意大利多所高校及研究所合作的科研团队在最新的工作中证实，过多的果糖会造成人体免疫系统发炎，在这个过程中还会形成更多的反应性分子，并不断破坏细胞和组织，最后造成人体和器官无法正常运转。

对于大多数人来说，每天 50 克果糖是个临界值——大约相当于 5 个梨、8 根香蕉或 6 个苹果。所以切记，有一点甜头就可以了，不可过量。

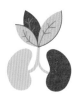

31

移植器官引起的癌症传染

现在有越来越多的人选择死亡后捐赠出自己的器官，但如果生前罹患侵入性和活动性的恶性肿瘤的话，并不适合作为供体。在进行移植之前，医院需要对所提供器官做严格的恶性肿瘤筛查。统计显示，器官移植的肿瘤传播风险为 0.01%~0.05%，这一数值意味着目前对捐赠者进行的筛查基本上还比较有效。

在罕见的情况下，供体来源的恶性肿瘤移植时可能是"隐身"的，就有可能躲过筛查。2017 年，来自荷兰和德国的研究人员报道了一则病例，因为涉及数位被波及的患者，所以引起了广泛关注。

2007 年一名 53 岁的女子因中风死亡，她的肺、肝脏、以及两颗肾脏先后移植给 4 位患者。16 个月后，其中接受肺移植手术的女患者被查出胸腔淋巴结内有癌细胞。检测表明这实际上是乳腺癌细胞，进一步的 DNA 分析结果证实这些癌细胞来源于器官供体。患者在被检查出癌症约一年后去世。医生赶紧通知另外三名接受捐赠的病人，提醒他们去做癌症检查，得到的结果都是阴性的。

但没过多久，不幸还是波及到了其他器官接收者。2011 年，肝移植病人的肝脏内也出现了乳腺癌细胞，这名病人进行了保守的的放射治疗，虽然初期病情稳定，但仍在 2014 年由于癌细胞扩散而去世。接受了左肾移植的病人也在 2013 年被检查出罹患乳腺癌，两个月后死亡。惟一幸存的是接受右肾移植的病人，虽然在 2011 年被查出移植的肾脏内存在乳腺癌细胞，但及时进行了移植器官切除和癌症治疗，幸运的是再没有复发。

一般来说，在器官移植术后，患者都需要使用免疫抑制剂，来压制免疫系统对外来器官的"排斥"。当免疫系统变弱时，就会丧失对癌细胞的攻击性，使得癌细胞在移植患者体内更容易生长。所以，研究者们建议，如果发现有癌细胞由供体转移到了受体，医生应当马上考虑在接受该供体器官的所有病人身上去除被移植器官。

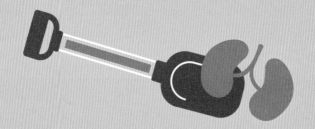

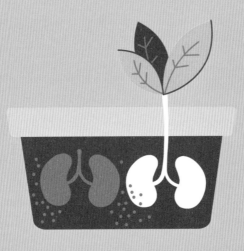

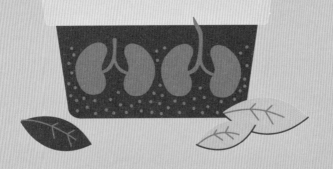

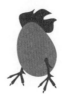

32
鸡屁股和人类免疫系统

可能大多数人都不会想到，现代免疫学的建立与发展，和一只鸡屁股有关。

1562 年，年仅 25 岁的西罗尼姆斯·法布里修斯继承了他老师的教职，成了一名意大利帕多瓦大学的解剖学教授。他在接下来的工作生涯里，会为近代医学呈上静脉瓣和胎盘等重要结构的描述。但他的名字被写进后世的教材，却是因为他上课讲义上面的一段描述：肛门部位应该注意的第三个东西是一对双囊，它的下部向着耻骨突出，观察者只要看到前面提到的子宫，就能看到它。

这就是法氏囊第一次在医学文献中被提及，法布里修斯用了"囊（bursa）"这个词来为它命名。讲义在他去世两年后也就是 1621 年才被出版。此后过了 300 多年，都没有人对它有过重视。

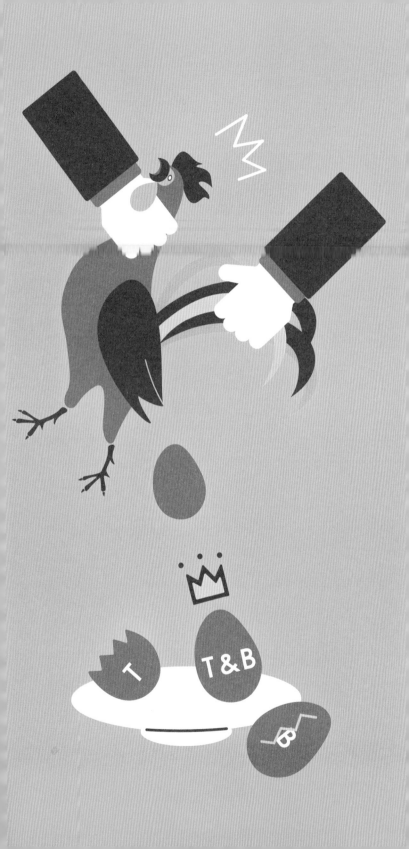

截至 20 世纪 50 年代初，俄亥俄州立大学的一位研究生布鲁斯·格里克想要搞清楚法氏囊在鸡身上到底有什么作用，一开始并没有取得实质性进展。直到他的同事托尼·张发现切除了法氏囊的母鸡无法产生能够中和病原葡萄球菌的抗体，格里克才意识到这才是该神秘器官的真正作用。他们合作了一篇论文并投给了《科学》杂志，然而编辑以没有阐明机制为由而拒稿了，最后不得不发表在 1955 年的《家禽科学》上。拒稿的人估计会因此而羞愧，因为此论文将成为免疫学领域被引用次数最多的论文之一。

格里克等人在接下来十年里对法氏囊进行了较为系统的研究，多亏了这些工作，我们才知道法氏囊在鸟类免疫系统中起到的关键作用，它是一种能够分泌抗体的细胞的合成点，这种细胞被命名为 B 细胞，B 即来自于 bursa。人体中并没有法氏囊，我们产生 B 细胞的等效器官是骨髓。

需要指出的是，另一种重要的免疫细胞 T 细胞最早也是在鸡身上发现的，T 来自于 thymic，也就是胸腺，因为它主要在胸腺中合成——这一点对于鸡和人来说都一样。

下次吃鸡的时候，不管吃到的是你多半会扔掉的鸡屁股，还是营养丰富的鸡胸肉，都请记起它们在免疫学历史上的光辉贡献。

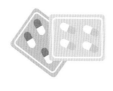

33

抑郁是身体发炎了?

在抑郁症诊断越来越普遍的今天,虽然对这一类精神疾病进行药物治疗已经是很大程度的共识,但实际上大约有 1/3 的临床抑郁症病人对当前的药物反应不明显,并且副作用也相当普遍。

近年来,有不少科学家提出,我们需要重新思考抑郁症的综合原因,它可能和整个免疫系统的运作有关。也有越来越多的证据认为,炎症会导致严重抑郁症,所以陆续出现了一些以现有的抗炎药治疗重度抑郁症的尝试。但到目前为止,这些实验给出的结果却是矛盾的,有的人支持,有的人反对。

2019 年，来自中国华中科技大学同济医学院的研究团队发表了一项荟萃分析研究，共纳入 30 个随机对照试验，涉及的实验对象共计 1610 人。实验结果表明，对比安慰剂，服用抗炎药有效减少了抑郁症状，缓解率明显高于服用安慰剂组。其它的像是非类固醇抗炎药、omega3 不饱和脂肪酸、他汀类和米诺环素类药物的使用，也表现出对重度抑郁症的显著疗效。

但在 2020 年，加拿大多伦多成因和健康中心却宣布，他们使用米诺环素和塞来昔布两种抗炎药作为双相情感障碍和重度抑郁症的辅助治疗手段，在 2016 年 5 月 1 日至 2019 年 3 月 31 日期间一共评估了 1542 名病人，结果发现实验组和对照组没有明显差别。

他们的这项研究发表在《柳叶刀·精神病学》上，同一刊物在不久后也刊登了同行的质疑信件，美国埃默里大学和英国国王学院的精神病学专家指出，这一试验中的很大缺陷，在于没有被证实是在炎症加剧的病人身上使用，而且药物选择也有问题。

看来争论还将继续，而精神类疾病的药物治疗的困境也将继续。

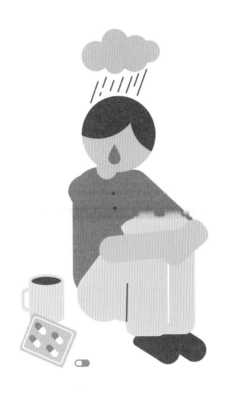

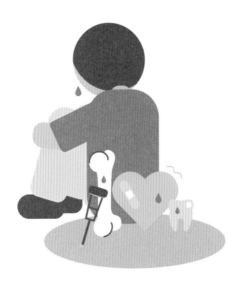

参考文献

01

Kathryn Colby, Reza Dana. Foundations of Corneal Disease:Past, Present and Future. Springer International Publishing, 2020

Damien Harkin, et al.,Mounting of Biomaterials for Use in Ophthalmic Cell Therapies, Cell Transplantation, 2018

02

A. Moliné. et al., The mental nose and the Pinocchio effect: Thermography, planning, anxiety, and lies, Journal of Investigative Psychology and Offender Profiling, 2018

03

Lucia F. Jacobs, et al,. Plos One, 2015 Floriano Papi , The homing mechanism of pigeons, Nature, 1982

Véronique D. Bohbot, et al., An intrinsic associa- tion between olfactory identification and spatial memory in humans, Nature communications,2018

04

Andres Herane-Vives, et al., Heliyon, 2020

05

Bach-y-Rita, et al., Nature, 1969

06

James Johnson MD, et al., On the chemical condition of the saliva, as an indication of the different morbid affections of the stomach, The Medico-chirurgical Review, Vol 24,1836

Aditya Malkar, et al., Untargeted metabolic profiling of saliva by liquid chromatographymass spectrometry for the identification of potential diagnostic biomarkers of asthma, Analytical Methods. 2016

Kai Dun Tang, et al., An Occult HPV-Driven Oropharyngeal Squamous Cell Carcinoma Discovered Through a Saliva Test, Frontiers in Oncology, 2020

Matthijs H.Valstar, et al., The tubarial salivar glands: A potential new organ at risk for radiotherapy, Radiotherapy and Oncology,2021

07

Paola Cerrito, et al., Scientific Report, 2020

08

Robert D. Martin, et al., Field Museum, 2006 David S. Carlson, et al., American Journal of Physical Anthropology, 1977

Noreen von Cramon-Taubadel, PNSA, 2011

09

Fiorenzo G. Omenetto, et al., Functional, RF-Trilayer Sensors for Tooth-Mounted, Wireless

Monitoring of the Oral Cavity and Food Consumption, Advanced Materials, 2018

Takahiro Arakawa, et al., Mouth guard type biosensor "cavities sensor" for monitoring of saliva glucose with telemetry system, 9th International Conference on Sensing Technology (ICST), 2015

Joseph Wanga, et al., Wearable salivary uric acid mouthguard biosensor with integrated wireless electronics, 2015

10

N. J. Blackwood, A Case of Fracture of the Atlas and Axis, and Forward Dislocation of the Occiput on the Spinal Column, Life being Maintained for Thirty-four Hours and Forty Minutes by Artificial Respiration, during which a Laminectomy was Performed upon the Third Cervical Vertebra, Annual Surgery, 1908

Graham C Hall, et al., Atlanto-occipital dislocation, World Journal of Orthopedics, 2015

11

Gary M. Heathcote, et al., An osteobiography of a remarkable protohistoric Chamorro man from Taga, Tinian, Micronesia, 2012

Christiane Scheffler, et al., The change of skeletal robustness of 6-12 years old children in Brandenburg (Germany)—comparison of body composition 1999-2009, Anthropologischer Anzeiger, 2010

12

Fred P. Thieme, et al., Human Biology. 1957 Kenneth M.Weiss, Physical Anthropology, 1972 Molly Bearman, Sapiens, 2016

13

Ning Sun, et al., Feeder-free derivation of in-
duced pluripotent stem cells from adult human
adipose stem cells, 2009

Michael T. Longaker, et al., Identification of the
Human Skeletal Stem Cell, 2018

14

Mark Hamer, et al., Association of body mass in-
dex and waist-to-hip ratio with brain structure
UK Biobank study, Neurology, 2019

15

Current Opinion in Insect Science

Willem Rudolfs, Chemotropism Of Mosquitoes,
1922

Willem Takken, et al., Effect of human odours
and positioning of CO_2 release point on trid
catches of the malaria mosquito Anopheles gam-
biae sensu stricto in an olfactometer, Physiolog-
ical Entomology, 2008

16

F. Solano, Melanins: Skin Pigments and Much
More—Types, Structural Models, Biological
Functions, and Formation Routes, New Journal
of Science, 2014 Merriam-Webster Dictionary

John McGinness, et al., Amorphous Semiconduc-
tor Switching in Melanins, Science

Alessandro Pezzella, et al., Evidence of Unprec-
edented High Electronic Conductivity in Mam-

malian Pigment Based Eumelanin Thin Films After Thermal Annealing in Vacuum, Frontiers in Chemistry, 2019

17

Hiram Larangeira De Almeida Jr, et al., Phytophotodermatitis: A Review of Its Clinical and Pathogenic Aspects, Journal of Dermatological Research, 2016

Yahya Mahamat-Saleh, et al., Citrus intake and risk of skin cancer in the European Prospective Investigation into Cancer and Nutrition cohort (EPIC), European Journal of Epidemiology, 2020

18

Patrik Ernfors, et al., Science, 2019

19

David R. Carrier, et al., Protective buttressing of the human fist and the evolution of hominin hands, Journal of Experimental Biology, 2012

D. Caroline Blanchard, Of lion manes and human beards: some unusual effects of the interaction between aggression and sociality, Frontiers in behavioral neuroscience, 2010

David R. Carrier, et al., Impact Protection Potential of Mammalian Hair: Testing the Pugilism Hypothesis for the Evolution of Human Facial

Hair, Integrative Organismal Biology, 2020

20

Ralf Paus, et al., Olfactory receptor OR2AT4 regulates human hair growth, Nature Communications, 2018

21

Paniz Kamran, et al. Parabiosis in Mice: A Detailed Protocol. Journal of Visualized Experiments, 2013

Jennifer Cable, et al. Adult stem cells and regenerative medicine-a symposium report. Annals of the New York Academy of Sciences, 2020

Irving Weissman, et al. Proteomic analysis of young and old mouse hematopoietic stem cells and their progenitors reveals post-transcriptional regulation in stem cells. eLife, 2020

22

Michael D. Delp,et al., Apollo Lunar Astronauts Show Higher Cardiovascular Disease Mortality: Possible Deep Space Radiation Effects on the Vascular Endothelium, Scientific Reports volume, 2016

Jesper Hjortnaes,et al., Myocardial Disease and Long-Distance Space Travel: Solving the Radiation Problem, Frontiers, 2021

23

Charlie Jeynes, Applying an astrophysics modelling tool to improve the diagnosis and treatment of cancers using theranostic nanoparticles, RAS National Astronomy Meeting, 2019

24

Riley Bove, American Academy of Neurology annual meeting, 2013

Stephanie V Koebele. et al.,Endocrinology, 2019

25

Alan W. Flake, et al., An extra-uterine system to physiologically support the extreme premature lamb, Nature Communications volume, 2017

Anthony Atala, et al., A tissue-engineered uterus supports live births in rabbits, Nature Biotechnology, 2020

Joseph T. Church, et al, Effects of an Artificial Placenta on Brain Development and Injury in Premature Lambs, Journal of Pediatric Surgery, 2018

Haruo Usuda, MD, et al., Successful use of an artificial placenta to support extremely preterm ovine fetuses at the border of viability, American Journal of Obstetrics & Gynecology, 2019

26

KM Kruckenberg, et al., Annals of Internal Medicine, 2020

H.Kaji, et al., Intragastrointestinal Alcohol Fermentation Syndrome: Report of Two Cases and Review of the Literature, Journal of the Forensic Science Society, 1984

27

William Parker, et al., The Cecal Appendix: One More Immune Component With a Function Disturbed By Post-Industrial Culture, The Atomical Record, 2011

James H. Grendell, et al., The Appendix May Pro- tect Against Clostridium difficile Recurrence,Clinical Gastroenterology and Hepatology, 2011

Heather F.Smith, et al., Morphological evolution

of the mammalian cecum and cecal appendix-

Évolution morphologique de l'appendice du cæcum des mammifères, Comptes Rendus Palevol, 2017

Bryan A. Killinger, et al., Movement Disorders, The vermiform appendix impacts the risk of developing Parkinson's disease, 2018

Mohammed Z. Sheriff Parkinson's disease is more prevalent in patients with appendectomies: a national population-based study, Society for surgery of the alimentary Tract 60th Annual Meeting, 2019

28

K W Heaton, et al.,Defecation frequency and timing, and stool form in the general population: a prospective study, Gut, 1992

Lindsay McCrea, et al.,Gender differences in self-reported constipation characteristics, symptoms, and bowel and dietary habits among patients attending a specialty clinic for constipation Author links open overlay panelG, Gender Medicine, 2009

David Hu, Hydrodynamics of defecation, Soft Matter, 2017

29

Justin O'Sullivan, et al., The Super-Donor Phenomenon in Fecal Microbiota Transplantation, Frontiers in Cellular and Infection Microbiology, 2019

30

M Ledochowski, Fructose malabsorption is associated with decreased plasma tryptophan, Scandinavian Journal of Gastroenterology, 2001

Catherine A. Thornton, et al., Fructose reprogrammes glutamine-dependent oxidative metabolism to support LPS-induced inflammation, Nature Communications, 2021

Dietmar Enko, Assessment of tryptophan metabolism and signs of depression in individuals with carbohydrate malabsorption, Psychiatry Research, 2018

31

Yvette A. H. Matser, etc., American Journal of Transplantation, 2017

32

D Ribatti , The contribution of Bruce Glick to the definition of the role played by the bursa of Fabricius in the development of the B cell lineage, Clinical & Experimental Immunology, 2006

33

Andrew H Miller, Trial failures of anti-inflammatory drugs in depression, The lancet psychiatry, 2020

Bai S, et al.,Journal of Neurology Neurosurgery & Psychiatry, 2019

Minocycline and celecoxib as adjunctive treatments for bipolar depression: a multicentre, factorial design randomised controlled trial, The lancet psychiatry, 2020